临床实用
超声诊断学精要

杨 瑾 主编

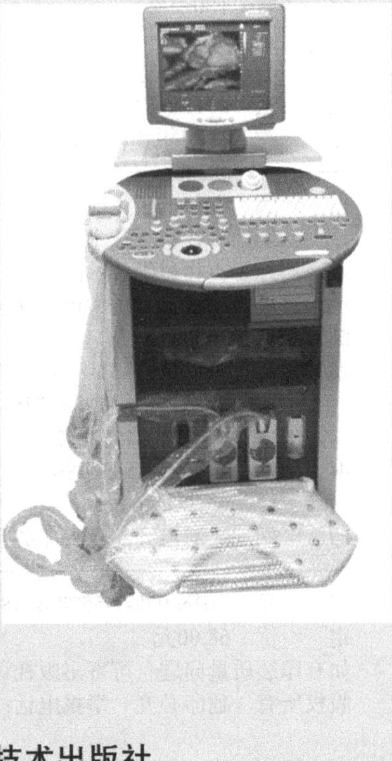

吉林科学技术出版社

图书在版编目（CIP）数据

临床实用超声诊断学精要 / 杨瑾主编. -- 长春：吉林科学技术出版社, 2018.6（2024. 10重印）
ISBN 978-7-5578-4648-0

Ⅰ. ①临… Ⅱ. ①杨… Ⅲ. ①超声波诊断 Ⅳ. ①R445.1

中国版本图书馆CIP数据核字(2018)第140213号

临床实用超声诊断学精要

出 版 人　李　梁
责任编辑　孟　波　孙　默
装帧设计　陈　磊
开　　本　787mm×1092mm　1/16
字　　数　180千字
印　　张　6.25
印　　数　1-3000册
版　　次　2019年5月第1版
印　　次　2024年10月第3次印刷

出　　版　吉林出版集团
　　　　　吉林科学技术出版社
发　　行　吉林科学技术出版社
地　　址　长春市人民大街4646号
邮　　编　130021
发行部电话/传真　0431-85635177　85651759　85651628
　　　　　　　　85677817　85600611　85670016
储运部电话　0431-84612872
编辑部电话　0431-85635186
网　　址　www.jlstp.net
印　　刷　三河市天润建兴印务有限公司

书　　号　ISBN 978-7-5578-4648-0
定　　价　68.00元

前 言

随着超声医学的发展，超声医学广泛应用于临床各学科，已成为诊治兼备的学科，而介入性超声作为超声医学的重要组成部分，也日益发挥着重要作用。为进一步普及和推广介入性超声的应用，提高介入性超声的诊疗水平，规范诊疗行为，结合我国介入性超声的现状，编者在参阅国内外大量的文献基础上，总结自身临床经验，编写了本书。

本书从临床实际出发，简单介绍常见病、多发病的超声诊断，同时，对介入超声在临床中的诊治应用做了较全面的介绍。本书反映现代超声诊断与介入治疗的新理念、新知识，具有较强的实用性和指导性；本书结构严谨、层次分明、内容新颖、专业度高、实用性强，是一本值得参考的书籍。

编者在繁忙的工作之余，将自身多年的诊疗心得及实践经验跃然纸上，编纂、修改、审订，尽求完美，但由于编写时间有限加之篇幅所迫，疏漏之处恐在所难免，若存在欠妥之处恳请广大读者不吝指正，以待进一步修改完善，不胜感激。

目　录

第一章　常见疾病的超声诊断

第一节　甲状腺疾病

甲状腺是人体最大的内分泌腺，位于颈前下方，气管上部前方，平第 5～7 颈椎。在气管和食管的前方及两侧，可随吞咽而上下移动，距体表 1～1.5cm。甲状腺浅面依次为皮肤、皮下组织、颈筋膜、舌骨下肌群、气管前筋膜，深面为甲状软骨、环状软骨、气管、食管、甲状腺上下动脉、喉返神经、甲状旁腺。甲状腺后外方有颈血管鞘，包括颈总动脉和颈内静脉，为外界定位标志。

甲状腺形态为“H”形或蝶形，分左、右两个侧叶和中间的峡部(图 1-1)。甲状腺主要组成结构为滤泡，由腺上皮细胞及胶质组成。甲状腺的生理功能为合成和分泌甲状腺激素、降钙素。

甲状腺血供丰富，甲状腺上动脉来自颈外动脉，甲状腺下动脉起自锁骨下动脉的甲状颈干，10％的人有最下动脉，由主动脉弓发出。甲状腺上、中静脉回流至颈内静脉，甲状腺下静脉回流至无名静脉。甲状腺区淋巴引流至气管、纵隔、喉前及颈部淋巴结。

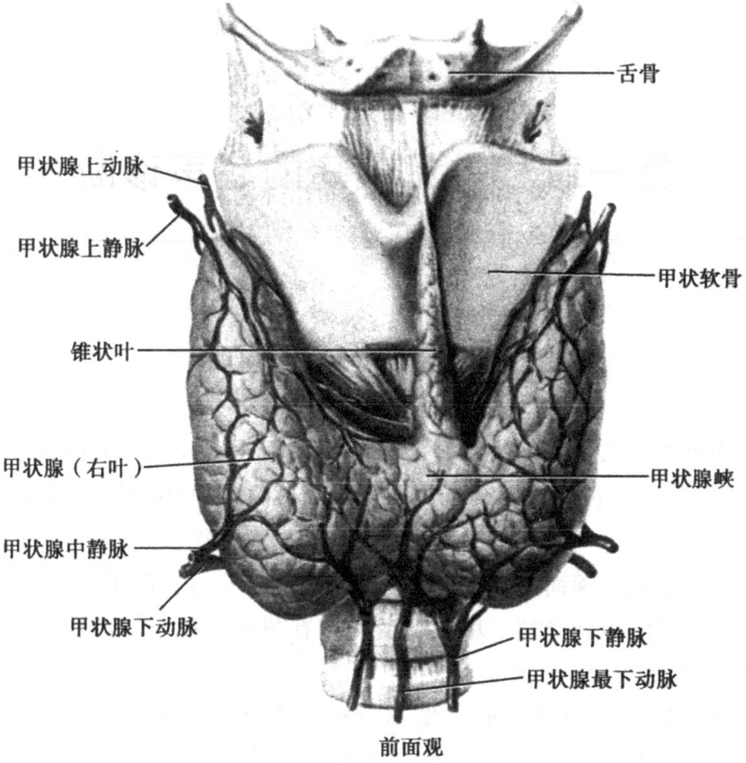

图 1-1　甲状腺的位置及形态

【检查方法】

(一)常规超声检查方法

检查前无须特殊准备。采用高频线阵式或凸阵式超声探头,频率为 5MHz、7.5MHz 或 10MHz。患者取仰卧位,颈部垫以枕头,头后仰,充分暴露颈部,头可向某侧偏转 45°。对活动度大的小肿块可用手指协助固定,以利于检查。

(二)其他超声检查方法

除常规彩色多普勒超声检查外,还有超声造影及弹性成像超声检查。难以对甲状腺病变进行定性时,可采取超声引导下穿刺细胞学或组织学活检。还可在超声引导下囊肿穿刺抽液，超声引导下乙醇硬化治疗等。

【正常甲状腺声像图及常用正常值】

1.大体形态　横切时，呈蝶形或马蹄形，边缘规则，包膜完整，边界清晰，两侧叶基本对称，与中央的扁长形峡部相连。气管位于峡部后方中央，呈一弧形强光带回声（图 1-2）。通常以气管声影、颈动脉、颈内静脉作为甲状腺内外侧标志。侧叶纵切时，头端较尖，尾端较钝。

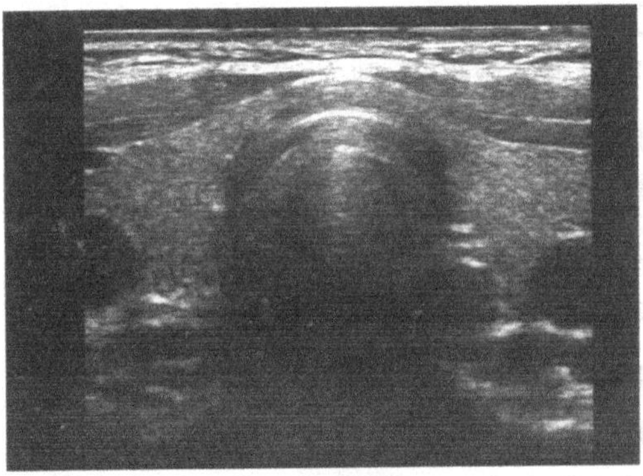

（A）横切面

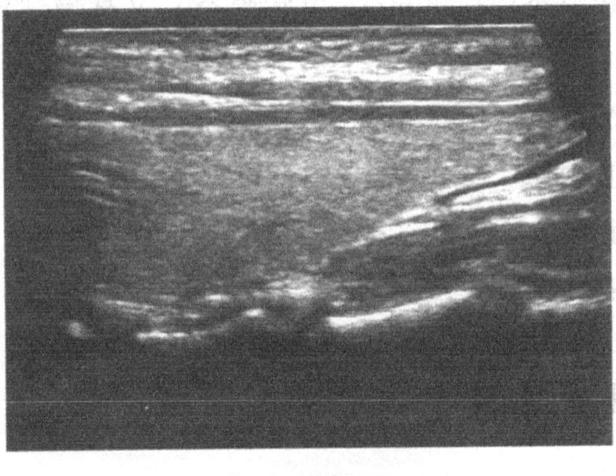

（B）纵切面

图 1-2　正常甲状腺

2.内部回声　中等回声，分布均匀，呈细弱密集的光点，周围肌群为低回声。

3.大小　侧叶前后径1～2cm，左右径1～2cm，上下径3.5～5cm。峡部前后径0.2～0.4cm。

4.血流　甲状腺内彩色多普勒血流显像可见线状或斑点状血流显示，动脉频谱收缩期峰值速度为24～40cm/s，舒张期流速为10～15cm/s。

【适应证】

颈前下方甲状腺区域疼痛、肿大，或触摸到结节或肿块。

（一）甲状腺肿

1.弥漫性毒性甲状腺肿（Graves病）：甲状腺功能亢进。

2.单纯性甲状腺肿。

3.结节性甲状腺肿。

（二）甲状腺炎

1.急性化脓性甲状腺炎。

2.亚急性甲状腺炎。

3.桥本甲状腺炎（Hashimoto甲状腺炎），又称慢性淋巴细胞性甲状腺炎。

4.慢性纤维增生性甲状腺炎（Riedel甲状腺炎）。

（三）甲状腺肿瘤

1.甲状腺腺瘤。

2.甲状腺癌。

一、弥漫性毒性甲状腺肿

弥漫性毒性甲状腺肿又称Graves病或原发性甲状腺功能亢进症，临床表现为心悸、无力、手发抖、体重减轻、突眼等症状。

【声像图表现】

甲状腺弥漫性、对称性、均匀性增大，内部呈密集细小光点，无结节。彩色多普勒显示血流异常丰富，呈“火海”征（图 1-3、图 1-4）。双侧甲状腺上动脉血流速度异常增快，甚达正常的两倍以上，一般大于 70cm/s 具有诊断价值。突眼者超声显示为球后组织增宽，为脂肪垫水肿所致，同时也可发现眼外肌较正常增厚。

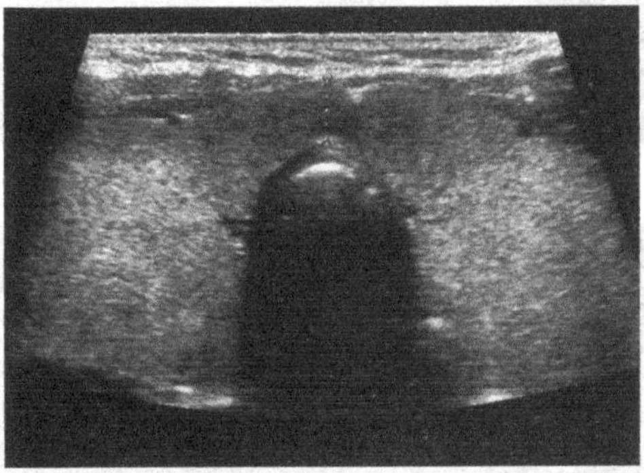

A.甲状腺明显肿大

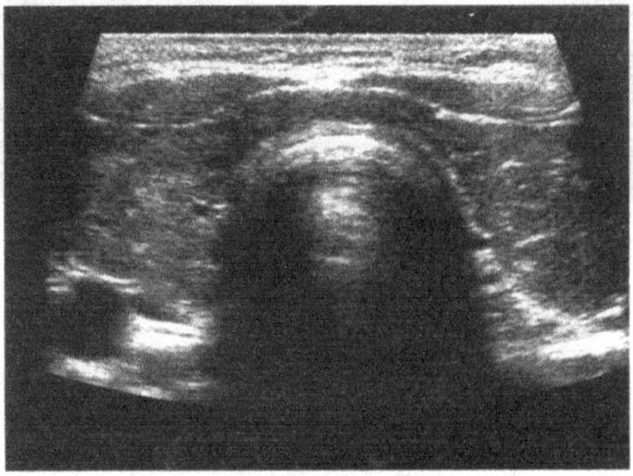

B.甲状腺回声减低

图 1-3　弥漫性毒性甲状腺肿（一）

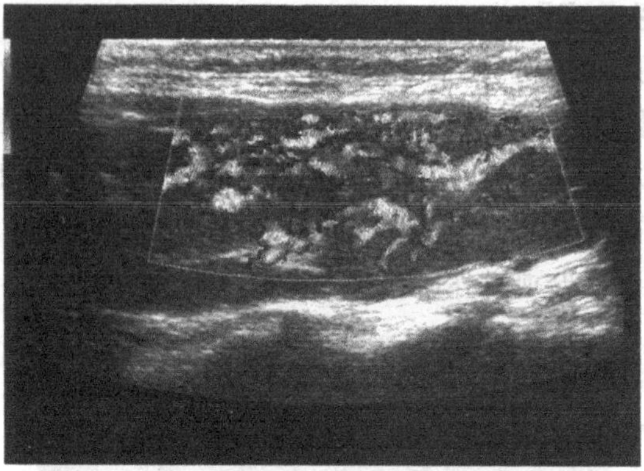

A.甲状腺弥漫性血管扩张，呈火海征

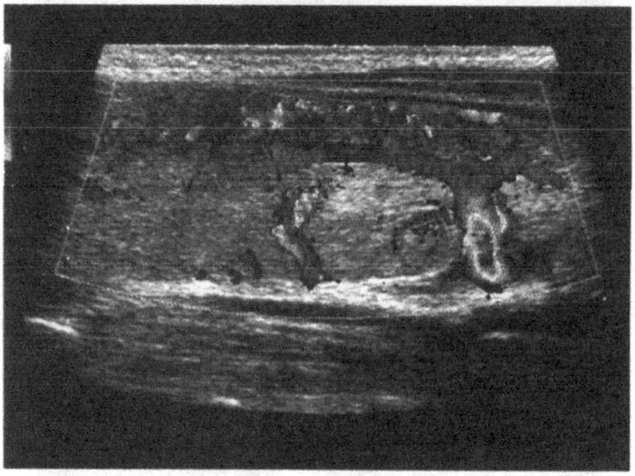

B.甲状腺血管轻度扩张

图 1-4 弥漫性毒性甲状腺肿(二)

二、单纯性甲状腺肿

单纯性甲状腺肿又称地方性甲状腺肿，临床表现为甲状腺肿大，无明显全身症状。

【声像图表现】

甲状腺对称性、均匀性增大，可达正常 3～5 倍，表面光滑、边缘饱满，内部回声均匀减低、无结节。CDFI 血流显示未见明显异常。

三、结节性甲状腺肿

结节性甲状腺肿是在地方性甲状腺弥漫性肿大的基础上反复增生和不均匀地复发所致，形成增生性结节及纤维间隔。可分为毒性结节性甲状腺肿及非毒性结节性甲状腺肿，前者伴甲亢表现，后者一般不伴甲亢，后者多见。临床表现为甲状腺肿大或体检发现甲状腺结节，女性多见，年龄较大，病程较长。

【声像图表现】

两侧叶甲状腺不规则增大，内见多发性、大小不等的结节（图 1-5）。结节边界不清楚，无包膜回声，内部回声不均，部分结节呈实质性低回声区，大多数结节内部可出现囊性变。彩色多普勒示血流减少，少数结节内也可见较丰富血流信号。结节周围的甲状腺组织回声多数正常。也可出现纤维增生、钙化等征象，伴彩色血流丰富者为毒性结节性甲状腺肿。超声造影显示病灶周边环形增强，内部低增强。超声弹性成像病灶内部以较软的绿色信号为主。

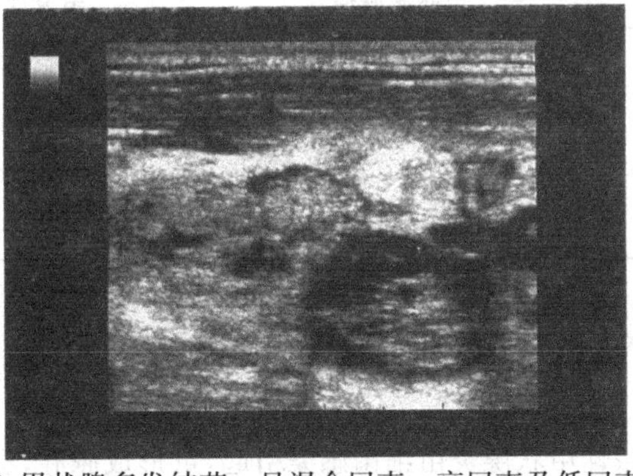

A.甲状腺多发结节，呈混合回声、高回声及低回声

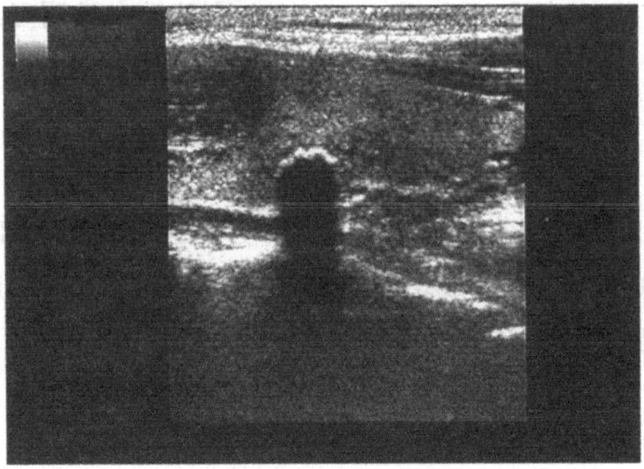

B.结节内钙化，呈强回声，后有声影

图 1-5　结节性甲状腺肿

【诊断注意点】

结节性甲状腺肿特征是多发结节、易囊性变，4%～7%的结节性甲状腺肿结节有发生恶变可能，必要时采用超声引导下穿刺细胞学或组织学活检。部分结节与甲状腺腺瘤鉴别见表 1-1。

表 1-1　甲状腺腺瘤与结节性甲状腺肿的鉴别

	甲状腺腺瘤	结节性甲状腺肿
数目	多为单发	双侧，多发性，散在分布
边界	有较光滑、完整的包膜，周边可见声晕	无包膜，边界不光滑
内部回声	较均匀	不均，有低或无回声区
甲状腺组织	腺瘤周围组织正常	病灶周围有或无正常组织

四、急性化脓性甲状腺炎

急性化脓性甲状腺炎由细菌感染引起，可形成脓肿，有明显颈部肿痛及发热症状。

【声像图表现】

甲状腺局限性肿大呈低回声区，脓肿形成后期则呈液性暗区，内可见细小光点回声（图 1-6、图 1-7）。超声引导下穿刺抽吸脓液，既可明确诊断，又可引流治疗。

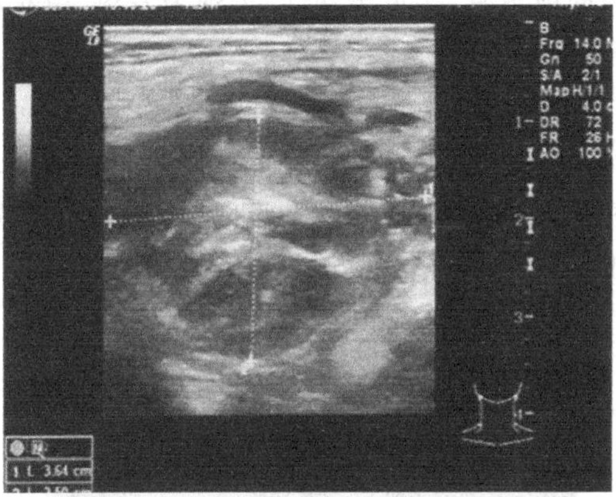

图 1-6　急性化脓性甲状腺炎（一）

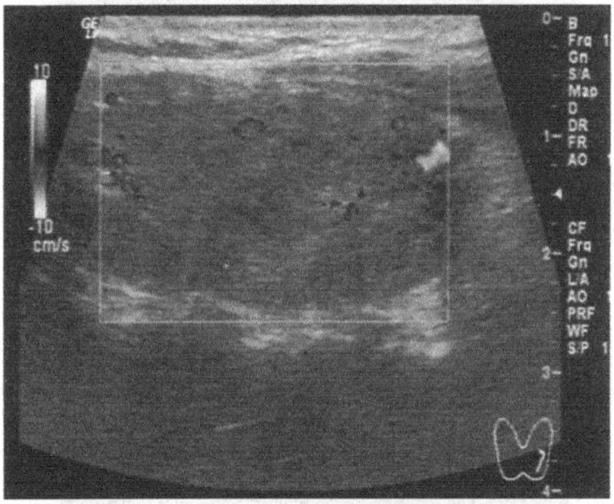

图 1-7　急性化脓性甲状腺炎（二）

【诊断注意点】

诊断此病时要结合患者有明显细菌感染的临床征象。

五、亚急性甲状腺炎

亚急性甲状腺炎又称病毒性甲状腺炎、肉芽肿性甲状腺炎。临床表现：病程为数周或数月，多见于女性，表现为发热、甲状腺中度肿大和疼痛、局部压痛。

【声像图表现】

甲状腺非均匀性肿大，内有小的不规则低回声区，也可呈高回声区，甲状腺炎症病灶与颈前肌形成粘连，回声减低形成囊肿样改变或"假囊征"(图 1-8)。

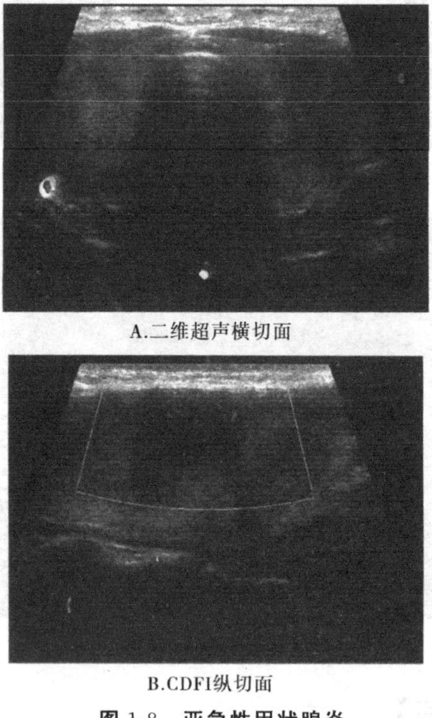

A.二维超声横切面

B.CDFI纵切面

图 1-8　亚急性甲状腺炎

甲状腺肿大，左叶明显，回声减低，边界模糊，CDFI 示左叶内稀疏血流信号

六、桥本甲状腺炎

桥本甲状腺炎又称慢性淋巴性甲状腺炎。临床常见于女性，病程较长。甲状腺弥漫性肿大、压痛不适，部分患者可有轻度甲亢表现，血中自身抗体滴度增高。

【声像图表现】

1.甲状腺弥漫性肿大，尤其是前后径增大，峡部增大特征明显。

2.多数病例甲状腺内部回声较正常减低，或呈片状低回声区，或呈较多小结节状低回声伴纤维化组织增生呈网络状(图 1-9 图、图 1-10)。少数病例可见甲状腺实质性结节或胶质浓缩形成的强光点回声，后期甲状腺缩小、回声增强。

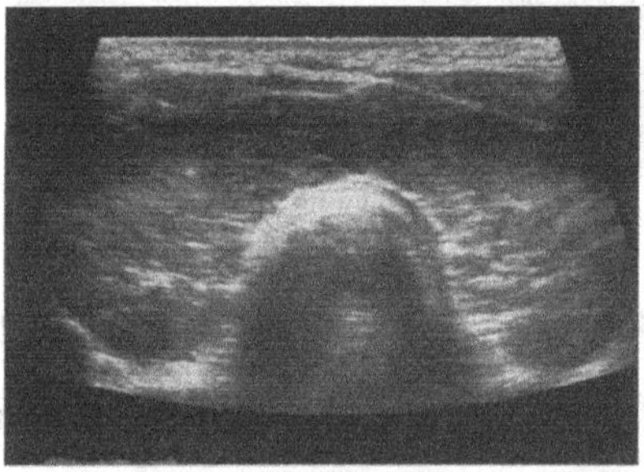

A.横切面

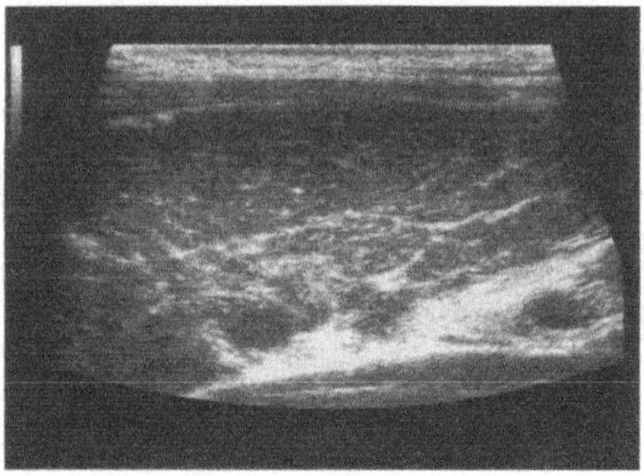

B.纵切面

图 1-9　桥本甲状腺炎(一)

甲状腺肿大，回声减低，网格状改变

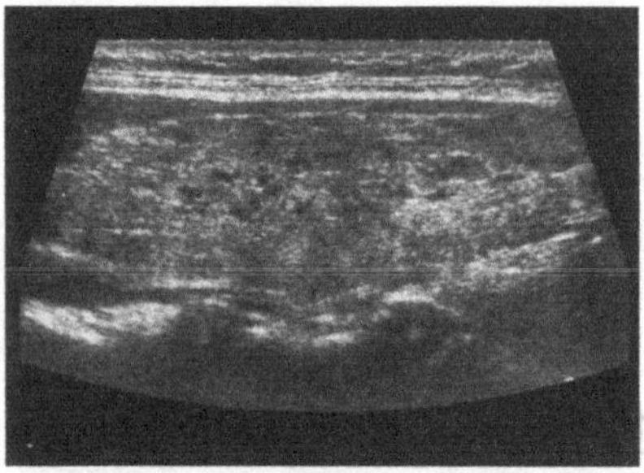

A.二维超声

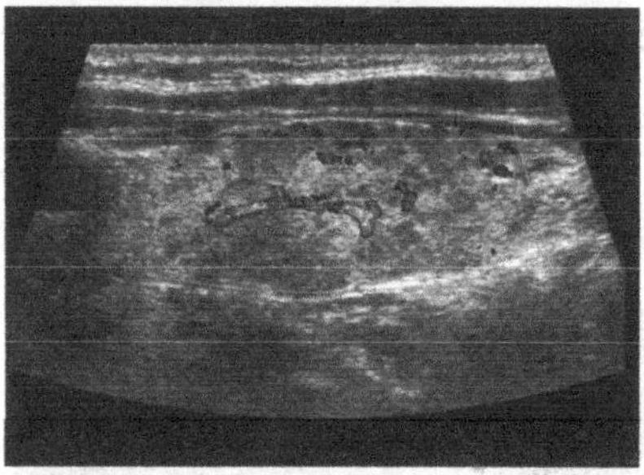

B.CDFI

图 1-10 桥本甲状腺炎(二)

甲状腺呈中等回声,不均匀,血管轻度扩张

3.CDFI 显示低回声区内血流信号增多呈“火海征”,后期甲状腺内血流信号明显减少。

【诊断注意点】

此病较特征的表现是甲状腺内片状回声减低区及峡部增厚。当出现胶质浓缩形成的点状强回声时,需要与微钙化鉴别,胶质浓缩强光点后方可见多重反射形成的“慧星尾”征。多出现在囊性病变区,局部血流不明显;而微钙化出现在实质性病灶区,后方伴声影,局部血流增多甚至呈分支状。

七、慢性纤维性甲状腺炎

慢性纤维性甲状腺炎又称 Riedel 甲状腺炎，为罕见病，病因不明。正常甲状腺组织几乎全部破坏，仅存少数腺泡，纤维组织增生，包膜纤维化并向甲状腺周围侵犯，使甲状腺紧贴于气管上或与颈部肌肉粘连而不易分离。

【声像图表现】

甲状腺变小，内部回声增强，分布明显不均匀。CDFI 显示血流信号减少，血流速度减慢。

八、甲状腺囊性病变

甲状腺囊性病变中单纯性囊肿少见，多数囊性病变来自于结节性甲状腺肿或甲状腺瘤囊性变。临床无明显临床症状。

【声像图表现】

无回声区形态规则、边界清晰，可有分隔光带，后方回声增强（图 1-11）。部分病例囊内可见出血形成的光团和光点回声。

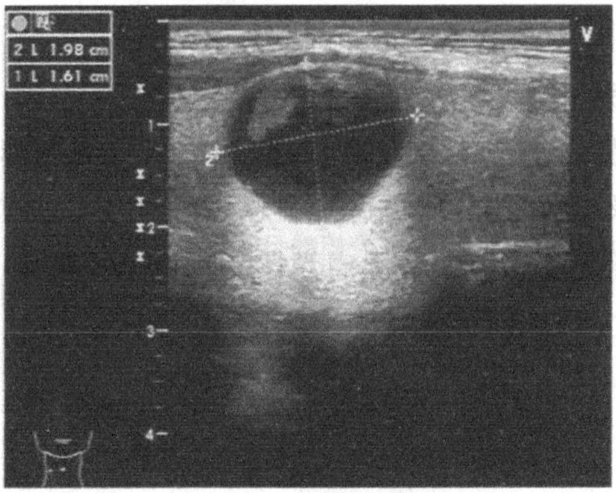

A.二维声像图

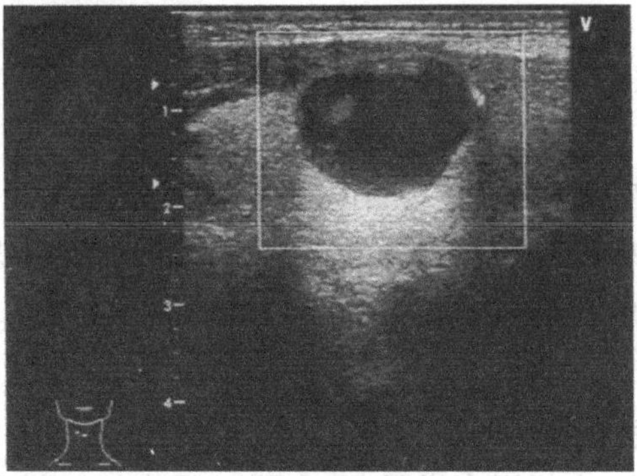

B.CDFI

图 1-11 甲状腺囊性病变

九、甲状腺腺瘤

甲状腺腺瘤包括滤泡状腺瘤、乳头状腺瘤及不典型腺瘤，占甲状腺肿瘤的 70%～80%。进一步划分，滤泡状腺瘤包括胎儿型腺瘤、单纯性腺瘤、大滤泡腺瘤及小滤泡腺瘤等。乳头状腺瘤又称乳头状囊腺瘤或简称囊腺瘤。20%的腺瘤属高功能性，可引起甲状腺功能亢进。约10%有癌变。临床上多见于 20～40 岁女性，可无明显自觉症状，也可体检时触及甲状腺结节。

【声像图表现】

1.滤泡状腺瘤多为实性包块，甲状腺内可见椭圆形低回声区或稍高回声区，边缘光滑，部分周边可见圆环形窄声晕。内部低回声可发生液化、坏死和囊变(图 1-12)。腺瘤囊性变时可见不规则无回声区，呈囊实混合性改变。肿瘤周围甲状腺组织回声正常。

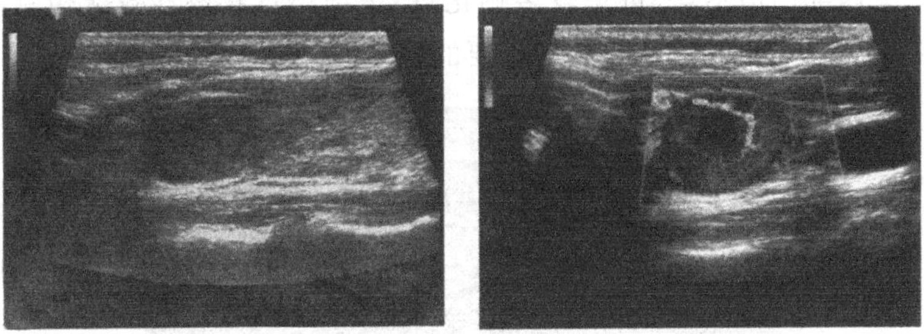

图 1-12　甲状腺腺瘤

2.乳头状囊腺瘤少见，呈轮廓规则无回声区，囊壁较厚，壁上有中等回声的乳头状结构或光团凸向腔内。

3.CDFI 显示腺瘤周边血流较丰富呈环形血流，并向内部发出分支。

4.超声造影显示病灶周边以环形增强为主，内部稍增强，时间强度曲线显示病灶区造影剂消退呈单向曲线。

5.超声弹性成像显示为病灶质地中等或偏软，病灶区呈红色或红蓝相间色彩。少见的甲状腺嗜酸性腺瘤表现为病灶内部回声不均，伴较多强光点回声。

十、甲状腺癌

甲状腺癌好发于 40～50 岁，女性多见，小儿甲状腺结节易出现恶性病变。病理分类：乳头状癌占 50%～80%，滤泡状癌占 20%，其他有髓样癌、胚胎癌、未分化癌。乳头状癌早期治疗 10 年存活率高达 80%～90%。临床表现为病情进展缓慢，早期症状不明显，也可偶然触及甲状腺结节或于体检时发现。

【声像图表现】

1.甲状腺内可见局限性低回声区，形态不规则，无包膜，后方可伴声衰减。少数病灶周边可见不完整的、厚薄不一声晕。

2.内部回声不均,可见较多钙化点,呈细小点状或沙粒状微钙化,此钙化对于诊断甲状腺癌是很重要的特征(图 1-13、图 1-14)。

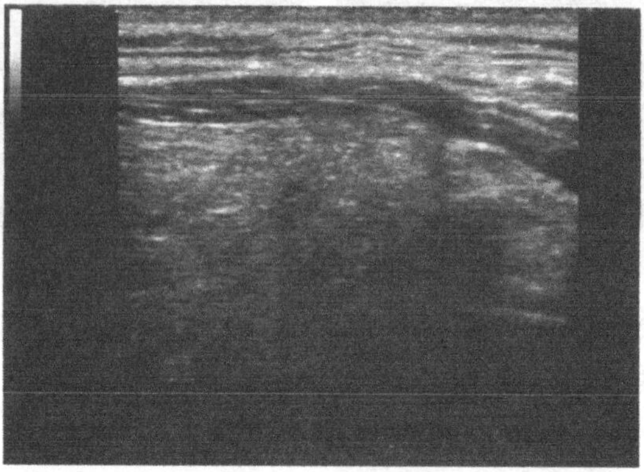

(A)甲状腺右叶乳头状癌，界限模糊，内见点状强回声

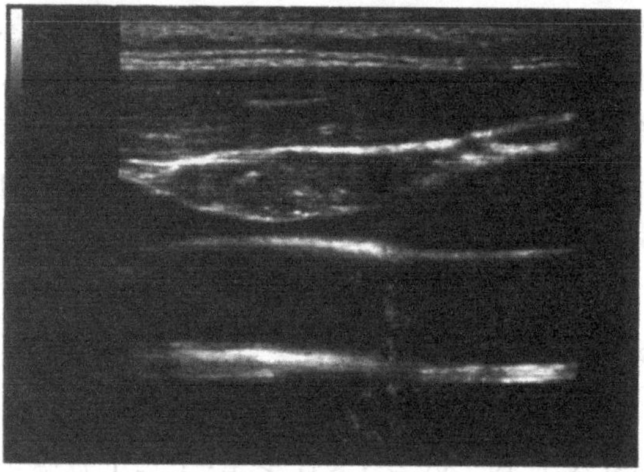

(B)右颈部转移淋巴结，内见点状强回声

图 1-13 甲状腺癌(一)

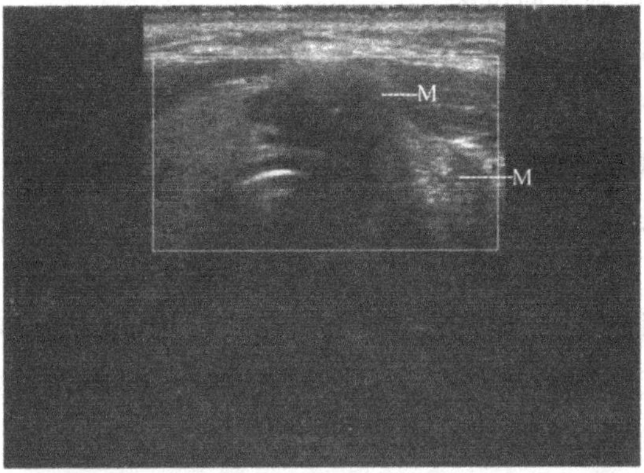

(A)甲状腺峡部低回声，后方衰减，左叶界限不清低回声伴微钙化

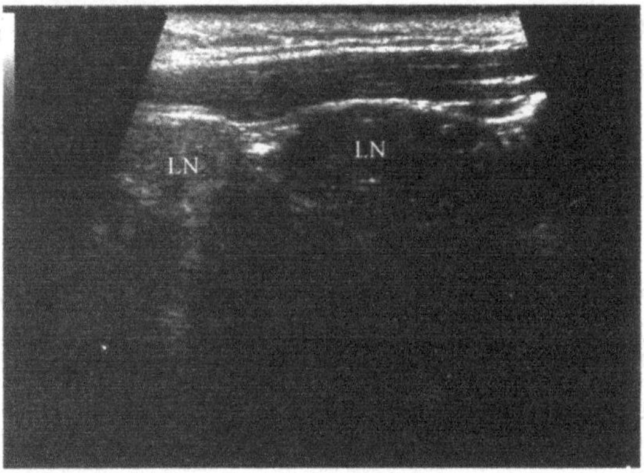

(B)左颈部转移淋巴结，呈不均匀低回声M—肿瘤，N—淋巴结

图1-14　甲状腺癌(二)

3.CDFI显示肿块内部可有丰富的血流信号,尤其是中心部位分支状血流具有特征性。

4.超声造影显示病灶呈非均匀性增强,表现为病灶内部分增强明显、部分轻度增强,部分病例造影范围超过二维病灶区,时间-强度曲线显示病灶区造影剂消退呈多向曲线,下降支缓慢。

5.多有颈部淋巴结肿大,淋巴结除了一般转移癌的表现外,比较特征性的表现是淋巴结内可见较多沙粒状钙化灶;淋巴结内部回声不均,呈部分或不规则无回声区。

6.甲状腺微小癌是指直径小于 1cm 的病灶，其特征不明显，主要还是不规则病灶及微小钙化灶。

7.甲状腺癌超声弹性成像显示为病灶质地较硬，病灶区呈蓝色。

【鉴别诊断】

1.钙化　钙化病变的表现对鉴别甲状腺结节良恶性具有特别重要的价值，恶性病变主要表现为细小沙粒状钙化，散在分布于病变内，伴有病灶血流丰富者，更具有特异性。良性病变的钙化多呈片状或条索状，多出现在囊性病变中或周边处。

2.彩色多普勒血流　彩色多普勒血流鉴别甲状腺结节良恶性的重点是注意血流丰富程度及其存在部位，恶性病变血流丰富呈放射状或网状，频谱多普勒峰值高，位置前移。

3.声晕　良性病变的声晕多呈圆环状，宽窄基本一致，CDFI 声晕处多显示圆环状血流，恶性病变声晕少见，不完整、宽窄不一，声晕处多不显示血流。

4.囊性变　甲状腺结节中良性病变容易见囊性变，如结节性甲状腺肿、甲状腺瘤等，其无回声区范围比例较大，囊壁尚光滑，恶性病变囊性变少见，无回声区范围小，部分实变区内血流丰富。

第二节　乳腺疾病

一、乳腺炎

【临床病理特点】

本病多发生于产后哺乳期，以初产女子为多。产后 3～4 周，由于金黄色葡萄球菌感染，引起急性乳腺炎。起初，患者有寒战、高热、乳房区红肿及疼痛。炎症多位于乳房的外下象限，形成硬结，有压痛。继而在短期内疼痛区软化形成脓肿，且常伴腋窝淋巴结肿大，白细胞及中性粒细胞计数增高等。若治疗不及时或不当，或者是反复感染，可形成慢性化脓性乳腺炎，炎性周围结缔组织增生、增厚，形成肿块，称炎性假瘤。

【声像图特点】

1.病变区扫查时，乳腺局部增厚，内部回声增强，分布不均匀，加压时有压痛。

2.脓腔形成时，局部呈不均匀的无回声区，内有细小光点或光斑，边界不光滑且较厚(图 1-15)。

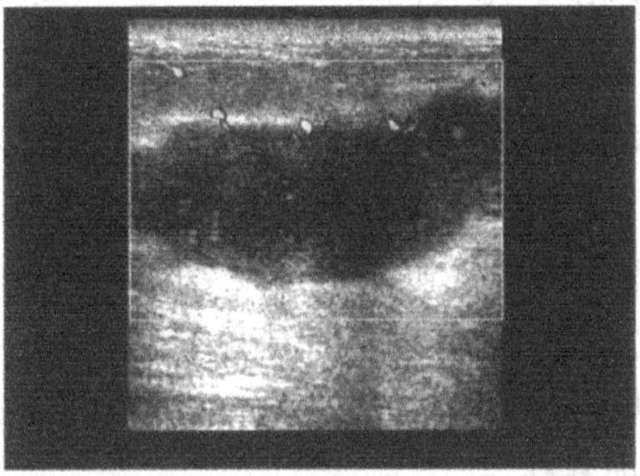

(A)

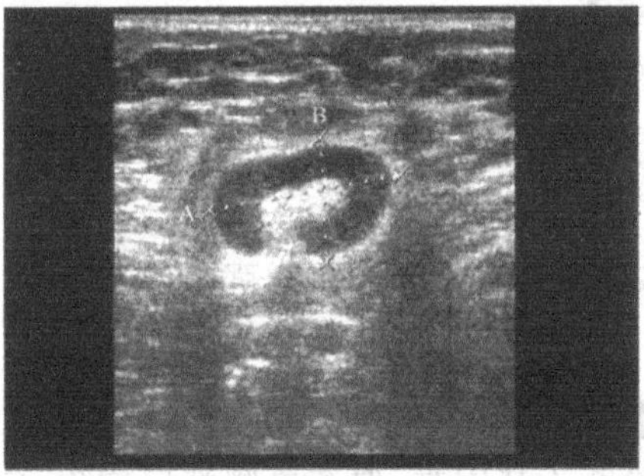

(B)

图 1-15 乳腺炎、脓肿形成，同侧腋窝淋巴结肿大

3.炎症初期 CDFI 可显示其内散布的点状或斑片状血流信号，呈低速的动脉或静脉频谱。

【鉴别诊断】

1.应与乳腺癌相鉴别。声像图上乳腺癌为低回声肿块，边界不规则，常有浸润，肿块后方常有衰减为其特征。有时二者声像图极相似，难以区分，应结合临床症状及体征进行鉴别。

2.应与乳腺囊肿相鉴别。液化完全的脓肿，内部为无回声区，且有细小光点或光斑，边缘欠清晰且较厚。但囊肿边界光滑，壁较薄，内为均匀的无回声区。

二、乳腺结构不良症

乳腺结构不良症包括乳房囊性增生病及乳腺纤维腺瘤等，为两侧乳房内同时或先后发生多个大小不等的结节，多呈圆形，质韧，散布于乳房内。结节与周围组织界限不甚清楚，但与皮肤或胸大肌不粘连。为小叶囊性增生形成多个小囊肿，且伴导管扩张及小叶间纤维组织增生。临床上表现为平时乳房胀痛，月经来潮前3～4天疼痛加剧，但月经一来潮，疼痛立即减轻。

【声像图特点】

1.两侧乳房增大，边界光滑、整齐。

2.内部回声不均匀，回声增粗，低回声区及带状强回声交织成网状。

3.如有囊性扩张，乳腺内见大小不等的无回声区，边界清晰，形态规则或不规则，多数有包膜，后方有增强效应。无回声区亦可呈管状分布。

【鉴别诊断】

本病的超声诊断不甚困难，但若单侧乳房增生，应注意与乳腺癌相鉴别。后者可见局限性肿块，且形态不规则，边界不清晰。定期随诊对乳腺结构不良症的确诊有重要意义。

三、乳腺囊肿

由于乳腺导管阻塞，呈囊性扩张所致。囊肿壁为一层扁平上皮，无增生表现，壁薄，内含清亮液体。如哺乳期可由乳汁淤积引起，囊肿内有黏稠的乳汁。

【声像图特点】

1.常为单发，呈圆形或椭圆形，边界清楚、锐利。

2.内部为均匀的无回声区。

3.后方伴增强效应，且可见侧壁声影(图 1-16)。

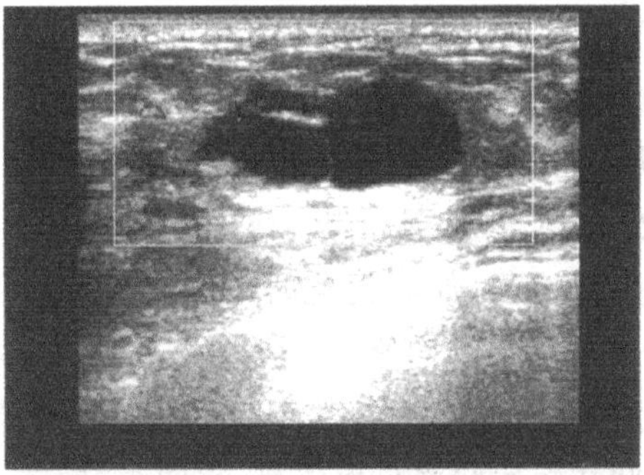

(A)

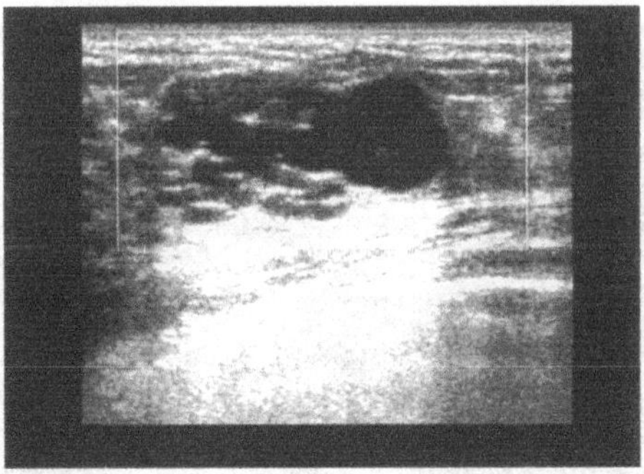

(B)

图 1-16　乳腺囊性增生及囊肿

【鉴别诊断】

1.应与乳腺脓肿相鉴别。后者无回声区不甚均匀,且壁厚、不规则,临床上可出现发热,局部红肿、疼痛等表现。

2.应与乳腺囊性增生相鉴别:后者常为双侧乳腺增生症状,与月经周期有关。乳腺内可见多个无回声区,且形态常不规则。

四、乳腺纤维腺瘤

乳腺纤维腺瘤常见于青年女性,单发为多见,多发生在乳腺外上象限。肿瘤常有完整的包膜,腺管成分多者,呈浅红色,质地较软。纤维组织较多者,呈灰白色,质地较硬,病程长者可出现钙化。

【声像图特点】

1.肿块呈圆形或椭圆形,边界清楚,有光滑的包膜。

2.内部回声分布均匀,呈弱光点。

3.后部回声多数增强,如有钙化时,钙化斑后方可出现声影(粗大钙化)。

4.CDFI:较小肿块周边及内部常无明显彩色血流显示,较大者周边及内部可见斑片状或短线状彩色血流显示(图 1-17)。

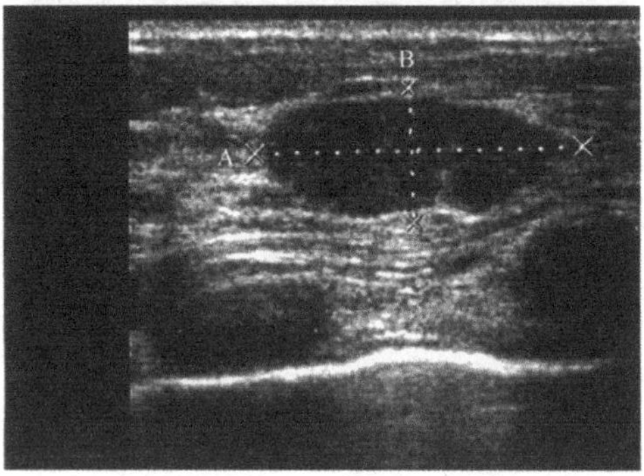

(A)

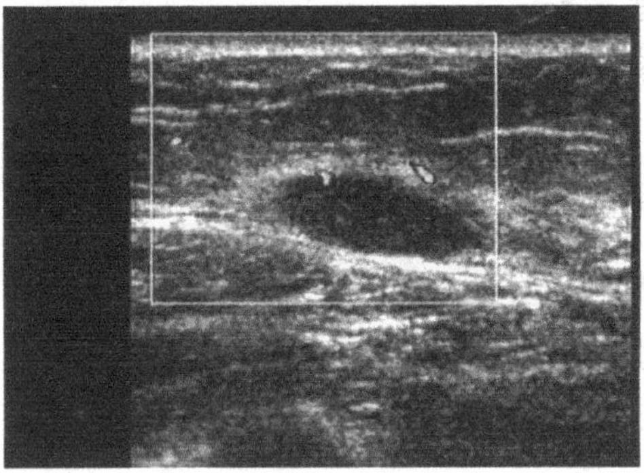

(B)

图 1-17　乳腺纤维腺瘤

女,24 岁,自己体检发现右乳无痛性肿块,活动良好,(A)腺体内椭圆形低回声,浅分叶,有包膜;(B) CDF1 示边缘有点条状血流;手术病理证实为乳腺纤维腺瘤

【鉴别诊断】

1.应与乳腺癌相鉴别。乳腺纤维腺瘤边界清晰,后方回声可增强,偶可见粗大钙化。而乳癌后方回声多伴衰减,且肿块边界亦不清晰、不规则,有浸润征象,常可见微钙化和(或)粗大钙化。

2.应与乳腺囊肿相鉴别。较大乳腺纤维瘤伴有囊性变时,中央区可出现无回声区。而囊肿则均为无回声区,且有纤细光滑的囊壁。

五、乳腺癌

乳腺癌是从乳腺导管上皮及末梢导管上皮发生的恶性肿瘤,占妇女恶性肿瘤的第二位。临床早期无任何症状,多被偶然发现,表现为一侧乳房无痛性肿块、质硬、边界不清,以单发多见,可以被推动。癌瘤逐渐长大时,可侵入筋膜或库柏韧带,肿块区皮肤出现凹陷,继之皮肤有橘皮样改变及乳头凹陷。早期乳癌也可侵犯同侧腋窝淋巴结及锁骨下淋巴结,晚期则可通过血液循环转移,侵犯肝、肺及骨骼等,预后很差。

【声像图特点】

1.癌瘤形态不规则,边缘不光滑,常呈蟹足样生长,与正常组织分界不清,无包膜。

2.内部多为低回声,分布不均匀,可见后方伴声影的强回声斑(粗大钙化)和(或)后方不伴声影的强回声光点(微钙化)。较大肿块内部可见液性暗区。

3.肿瘤后方回声衰减,致后壁回声减低或消失。

4.肿瘤较小者活动性好,较大者活动性差,常与胸大肌粘连。

5.部分患者可探及患侧腋窝处肿大淋巴结。

6.CDFI 肿块内及周边见较丰富的斑片状或线状彩色血流显示(图 1-18)。

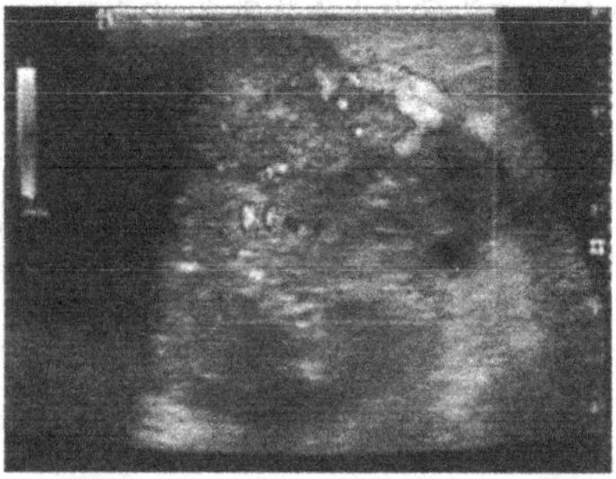

(A)

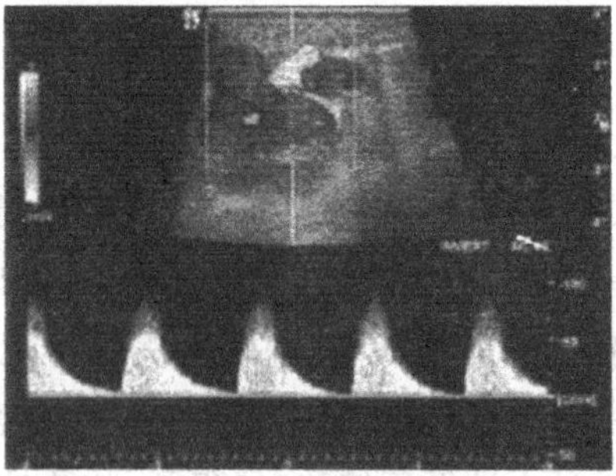

(B)

图 1-18 乳腺癌

【各种类型乳腺癌的声像图】

乳腺癌的声像图，依肿瘤内细胞成分与纤维组织成分所占比例不同而各异，较具代表性的有以下几种类型：

1.乳头状导管癌　癌肿累及导管范围很广，呈多中心性散在分布。声像图表现为扩张的导管内见边界不整的低回声区，有蟹足样浸润，后壁常呈衰减暗区。

2.髓样癌　体积一般较大，直径可达4～6cm。呈圆球形，界限较清楚，内部为低回声甚至无回声。因肿瘤细胞数多，易发生坏死，中央区可出现不规则无回声区。一般无后方回声衰减。

3.硬癌　硬癌细胞少，大多数为纤维组织，集合成索状或片状，肿块质地坚硬，边界凹凸不平，境界不清。后部回声明显衰减呈暗区为其特点。

4.炎性乳癌　系广泛皮肤及皮下淋巴管癌性病变，常于产后发生，似慢性炎症。声像图显示乳房的皮肤及皮下组织层增厚，回声增强，乳腺内结构紊乱。腋窝及锁骨下淋巴结易探及肿大。

【鉴别诊断】

乳腺良性肿瘤各病理类型的超声图像特征性强，结合临床多数可做出病理类型诊断。而恶性肿瘤各病理类型间的声像图特异性较低，难以进一步做病理类型诊断，但这并不影响临床治疗，因为临床上对乳腺恶性肿瘤的处理常规行根治术加淋巴结清扫。

六、乳腺分叶状肿瘤

也叫叶状囊肉瘤，是一种少见疾病，多见于中年女性，可分为良性、恶性及交界性，临床常表现为存在数年的乳房肿块，在短期内突然增大，肿瘤巨大时可见皮下静脉扩张，皮肤变薄，但乳头内陷较少见，叶状肿瘤大多呈膨胀性生长，恶性者也少发生腋窝淋巴结转移。术后易复发。

【声像图表现】

1.肿块边界清楚、完整、光滑，呈类圆形或不规则分叶状，常常体积较大(图 1-19)。

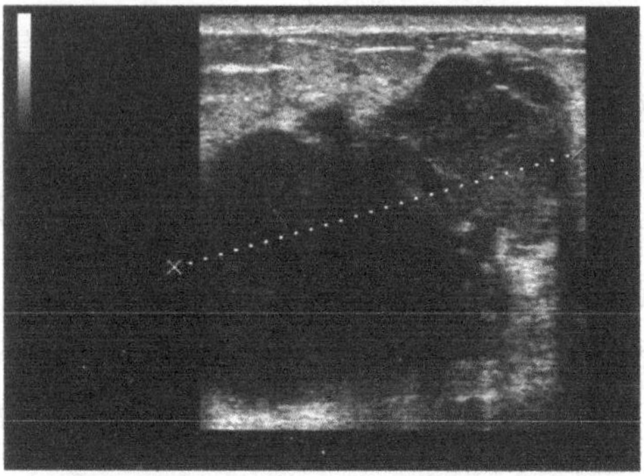

(A)

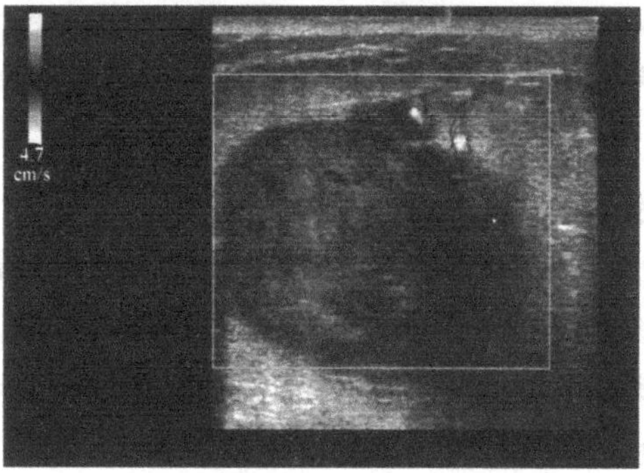

(B)

图 1-19　乳腺分叶状肿瘤

2.肿块内部为不均匀的低回声，较大病灶内部可见条索状的高回声，常可探及散在分布的、大小不一的无回声区。

3.CDFI 常显示肿块内血流较丰富。

【鉴别诊断】

应与乳腺纤维瘤相鉴别。乳腺纤维腺瘤一般多见于青年女性，回声较均匀，肿块内无血流或血流较少；而分叶状肿瘤一般体积较大，肿块内部可见无回声区，肿块内血流较丰富。

第三节　胸部疾病

一、胸壁肿瘤

胸壁肿瘤起源于胸壁各层软组织和骨骼组织，良性较多见。声像图表现如下：

1.胸壁表浅处出现肿瘤回声区。

2.肿瘤内部呈实质性均质或非均质性低回声，其内无气体强回声。

3.形态多规则，较大时可突向后方的胸腔，与胸壁夹角成钝角。

4.肿瘤本身不随呼吸运动，其后方可见被压的胸膜粗回声光带和肺组织强回声(可随呼吸运动)。

二、胸膜间皮瘤

胸膜间皮瘤为胸膜原发性肿瘤，生长于脏壁层胸膜。根据病变的形态、分布，可分为局限型和弥漫型两种。

局限型多为良性、单发、大小不等，多无症状。弥漫型多为恶性、大小不等的肿瘤结节，弥漫、广泛分布在脏壁层胸膜上，常伴有胸水，呈浆液性和血性，症状较明显，多为咳嗽、胸痛、胸闷、呼吸困难等。

【声像图表现】

(一)局限型

1.可见与胸膜相连的实质性肿瘤回声区，边界清楚，有包膜回声，向胸腔内突起。

2.形态常呈圆形或扁圆形。

3.肿瘤内部呈均匀性低回声区，也可因囊性变，出现小无回声区，内部无气体回声。

4.肿瘤不随呼吸运动，其后方可见随呼吸运动的肺组织强回声。(图 1-20)

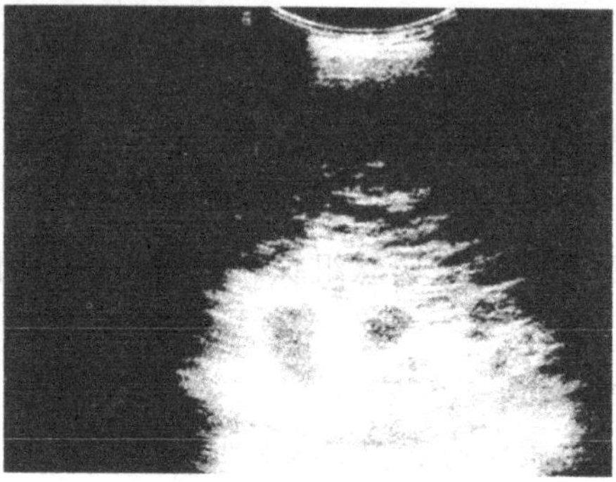

图 1-20 恶性间皮瘤

(二)弥漫型

1.显示与胸膜相连的多个大小不等的肿瘤回声区，无完整包膜，或呈广泛胸膜增厚。

2.形态多不规则，其范围(长度及宽度)多明显大于厚度。

3.内部回声不均匀，以弱回声多见。

4.胸水位于肿瘤内侧与肺表面之间。

有少量胸水存在时，有助于鉴别肺肿瘤与胸膜增厚。

三、胸腔积液

胸腔积液因炎症感染、外伤、肿瘤、心衰等多种原因引起胸腔液体增多。

【声像图表现】

1.胸膜腔内出现无回声区，可随体位改变形态不同。

2.少量胸腔积液无回声区多积聚在肋膈角，扫查部位多在腋后线或肩胛线，低位肋间纵行探测显示为三角形无回声区(图 1-21)。

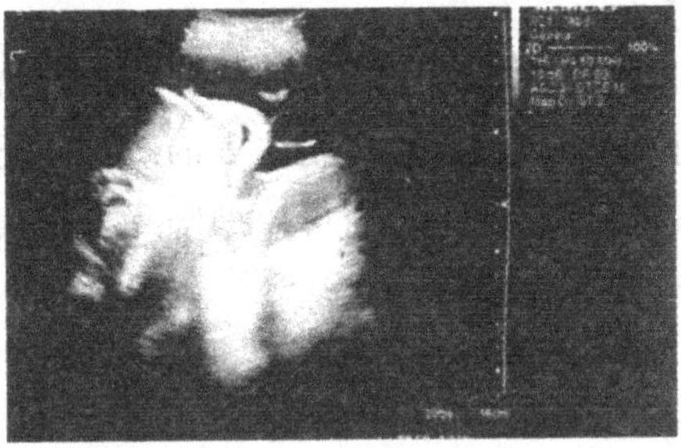

图 1-21　少量胸腔积液

3.中等量胸腔积液，无回声区面积较大，成片状，可达胸腔中部以上，其内可见被压缩的漂动的肺组织的实质性回声区，并可随呼吸改变形状，并伴有心脏、横膈等脏器和结构被推挤。

4.包裹性积液，无回声区局限于胸腔某侧壁处，常呈半圆形、扁平状或不规则形，近胸壁处基底较宽，内侧壁较光滑、整齐、清晰，不随体位运动而改变，常伴有胸膜增厚。

5.脓胸和血性胸水则因液体黏稠，纤维素性成分增加，在无回声区内出现散在漂浮的低回声光点、光团、光带回声，甚至出现蜂窝状的回声区。

6.胸膜增厚，由于胸膜炎症或胸腔积液引起纤维素渗出，沉着而增厚，在胸壁和肺组织之间可见一层中等强度的回声区，厚度不一，范围大小不等，内部回声不均匀，伴有钙化则出现大小不等的光斑强回声，后方伴声影。

【鉴别诊断】

应和心包积液相鉴别。

1.心包脏壁层分离，液性暗带环绕心脏，局限于心包腔范围内，内有心脏搏动。

2.在心前区探查较清晰。

3.胸腔积液多在背部肩胛线、腋后线清晰。范围较大,呈片状,无回声区内可见漂浮的肺组织,可随呼吸运动而改变。

【临床意义】

超声诊断胸腔积液是比较敏感和准确的,它不仅能确定有无胸水和出现的部位,判断积液量的多少,距体表的距离,不受胸膜增厚的影响,极大地提高临床穿刺成功率,尚可协助临床发现有无异常肿块,对判断胸水的原因有较大的帮助。

四、肺脓肿

肺脓肿是肺组织化脓性病变坏死、液化形成脓肿,临床上常有高热、咳嗽、咳脓痰、胸痛等症状。

【声像图表现】

1.病变区早期为类圆形低回声区,内部回声不均匀,边界欠清晰,后方回声稍增强,液化坏死后则出现不规则、数目不等、大小不一、较小的无回声,可呈蜂窝状。(图 1-22)

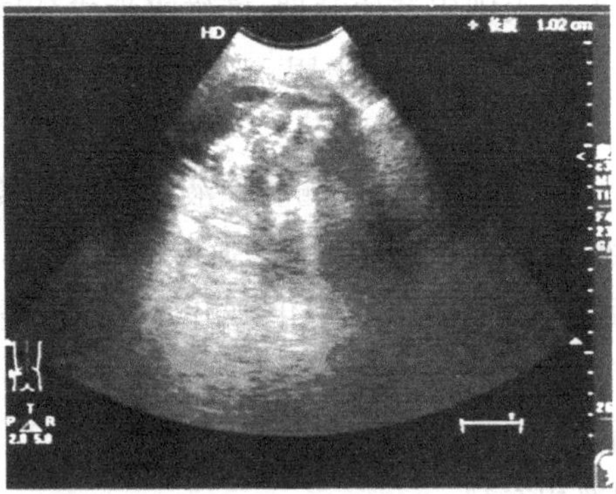

图 1-22 肺脓肿

2.慢性脓肿可显示边界较清楚、壁较厚的脓腔。无回声区内有散在的光点回声,脓肿较大,可向肺表面膨隆。

3.脓肿破入支气管，脓腔内出现液平面，下部为无回声区，内有少许回声光点，上部为气体强回声。

五、肺癌

肺癌是常见恶性肿瘤之一，可分中央型和周围型两种。超声探查可显示周围型，因病变发生在肺段以下、贴近胸膜，表面无含气的肺组织遮盖，或者在胸膜与肺癌之间的肺组织有水肿、充血、渗出和实质性改变，超声束可以穿透而显示。

【声像图表现】

1.胸壁软组织及胸膜回声光带的后方可探及肿块回声区，形态不规则、边界不规整，内侧缘常显示虫食样改变。

2.肿块内部回声多呈实质性低回声，也可有非均质性改变，并可出现液化、坏死无回声区，为大小不一、数目不等的薄壁空洞。

3.肿块后方及周围有含气肺组织则呈强回声，并可随呼吸上下移动。

4.病变侵及胸膜胸壁显示该处增厚，回声不连续、不光滑，常伴有程度不等的胸腔积液（图 1-23），此时可见肿块和脏层胸膜光带及肺组织均随呼吸而运动，若粘连明显则活动性差。

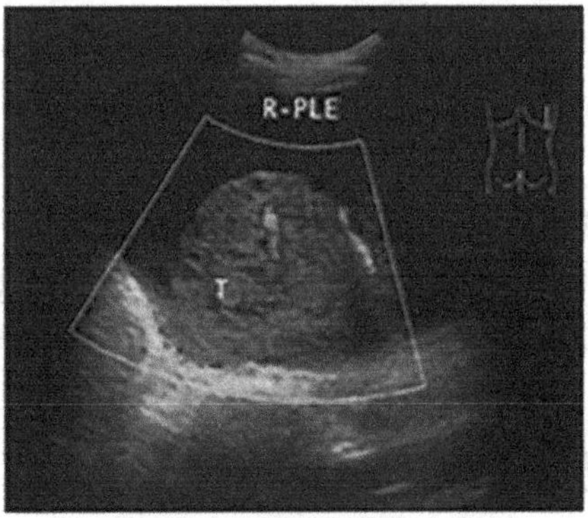

R－PLE：右侧胸腔积液　T：肿瘤

图 1-23　肺肿瘤伴胸腔积液

5.CDFI 显示肿块内出现丰富的血流信号，多显示短条状和分支状，呈动脉搏动型频谱，血流速度呈低阻型。

六、肺结核瘤

肺结核瘤是结核性干酪样病变被纤维膜包围，直径往往大于 2cm，若贴近胸壁超声可显示。

【声像图表现】

1.病变常呈圆形或椭圆形回声区。

2.内部回声呈实质性低回声，也可见液化坏死小的无回声区和钙化灶强回声光团及声影。

3.边界清楚较规整，有光滑的包膜回声光带。

4.CDFI 一般不显示血流信号。

七、炎性假瘤

炎性假瘤其病变主体是炎性肉芽肿，常有肺部感染病史。

【声像图表现】

1.可探及实质性圆形或椭圆形肿块回声区。

2.内部回声呈实质性非均质性改变，多为弱回声改变或有小的液化无回声区。

3.边界回声较清晰，近胸膜者胸膜可有轻度凹陷。

4.CDFI 肿块内可见丰富的血流信号，呈动脉搏动型频谱，血流速度为高速高阻型。

八、纵隔畸胎瘤

纵隔畸胎瘤多位于前纵隔，生长较缓慢，常见于 20～40 岁。一般分为两大类，即囊性畸胎瘤和实质性畸胎瘤，囊性畸胎瘤（包括皮样囊肿）多来自外胚层和中胚层组织，实质性畸胎瘤常来自于三胚层的多种组织，结构复杂、恶性较多。

【声像图表现】

（一）囊性畸胎瘤

1.肿瘤回声区多呈圆形或椭圆形。

2.边界清楚、规整，有包膜形成，囊壁后方回声增强。

3.内部常呈无回声区，内有少许细小光点，呈类囊性改变。也可呈混合性回声区，毛发较多时后壁明显衰减而显示不清，并可因含有骨骼、牙齿等而出现强回声光团，后方伴声影。皮脂较多时可显示脂液分层征。

4.CDFI 无血流信号。

（二）实质性畸胎瘤

肿瘤呈实质性不均匀回声，也可呈混合性回声特点。内有大小不等、形态不一的强光团回声。

九、胸腺瘤

胸腺瘤比较常见，恶性率高，良性者也易复发，临床上常见以重症肌无力就诊，并伴有胸痛胸闷、气短等症状。声像图表现如下：

1.可探及位于胸骨后前上纵隔肿块回声区。

2.肿瘤边界清晰规则，常呈圆形、椭圆形，呈分叶状，有包膜回声。

3.内部呈实质性低回声，内有少许低回声光点，分布均匀，也可出现小的无回声，因缺血坏死液化所致。

4.恶性则回声不均匀，边界不规则，包膜回声断续或消失。

5.CDFI 血流信号较丰富者多为恶性。

十、胸内甲状腺肿瘤

胸内甲状腺肿瘤位于前上纵隔，是颈部甲状腺病变延伸到胸骨后部分，或胚胎时期遗留于纵隔内甲状腺组织的病变，其声像图表现与颈部甲状腺肿瘤相一致。

十一、神经源性肿瘤

神经源性肿瘤来源于脊柱旁沟神经组织，可伴有其他部位多发性神经纤维瘤，因受声窗的限制，多不易显示。

【声像图表现】

1.可探及位于后纵隔近脊柱旁的实质性肿瘤回声区。

2.边界清晰、规则，轮廓整齐，有包膜回声。

3.内部呈实质性均匀性低回声，偶可见单个或多个大小不一的无回声区。

4.CDFI 一般无血流信号。

【临床意义】

利用超声探测胸膜腔疾病有简便、准确等优点，并可以引导穿刺治疗，有很重要的应用价值。对纵隔及肺部疾病的诊断受声窗的限制，需结合其他影像学资料，调整探头角度，以最大限度地获得图像资料，了解病变的性质(囊性或实性)、病变内部血流信号类型，从而对病变的良恶性判断起重要的参考作用。

第四节　冠心病

随着诊断仪及新技术的不断发展，超声诊断冠心病(CAD)所涉及的内容不断增加，包括心腔结构、心肌运动、心腔血流动力学及血管检测，为临床提供了定性或量化的评价。介入超声、心肌灌注超声等新技术使超声对冠心病诊断的可靠性和敏感性有了更大提高。

【冠状动脉分支及左心室节段划分】

（一）冠状动脉分支

正常冠状动脉分别起源于左、右冠状动脉窦。左冠状动脉起源于左冠状动脉窦，左冠状动脉主干在肺动脉左侧和左心耳之间向左走行大约 1cm 后分为左前降支和回旋支，部分患者在左前降支和回旋支之间还发出斜角支。左前降支沿前室间沟走向心尖，多数达后间隔再向上、向后止于心脏的膈面；前降支在前纵沟沿途发出许多分支供应心室前壁中下部及室间隔前 2/3。回旋支沿房室沟走向左后部，绕过左心室钝缘到达膈面，它在行进中发出许多分支分布于左心室前壁上部、侧壁、后壁及其乳头肌。右冠状动脉起源于右冠状动脉窦，然后沿后室间沟走向心尖：右冠状动脉除分布于右心室壁外，尚分布于左心室后壁及室间隔后 1/3。

（二）左心室节段划分

目前最常用的是 16 节段划分法。该法在长轴切面把左心室壁分为基部、中部、心尖部，在短轴切面把左心室壁分为前壁、前间隔、后间隔、下壁、后壁、侧壁，而心尖部短轴切面仅分为 4 段，即前壁、后间隔、下壁、侧壁，共计 16 段。这种划分法与冠状动脉血供分布密切结合，又使各段容易在超声心动图两个以上的常规切面中显示出来。最近，美国心脏病学会建议几种心脏影像学检查方法统一采用 17 段心肌分段方法，其命名及定位参考左心室长轴和短轴 360°圆周，以基底段、中部一心腔段及心尖段作为分段命名，沿左心室长轴从心尖到基底定位。17 节段划分法实际上是在 16 节段划分法的基础上把心尖单独作为一个节段。

【冠状动脉检查】

随着仪器及方法改进，超声心动图对冠状动脉检查也有良好的前景。

（一）经胸超声检查

1.*左冠状动脉主干* 心底短轴切面可见左冠状动脉主干开口于左冠状窦，开口处呈漏斗形向左延伸，呈两条平行光带，约1cm部分为左前降支及左回旋支，图像呈横置“Y”状，主干内径3～4mm。探查要点如下：

(1)必须看到两条平行光带开口于主动脉左冠状窦。

(2)必须追踪此平行光带出现分为左、右分支，呈横置“Y”形，具有这两点，确认为左冠状动脉才比较可靠，因其周围也常见多条与之平行的带状回声，容易混淆。成人显示率为58%～99%，找到冠状动脉开口的成功率成年人为90%～99%，儿童几乎达100%。

左冠状动脉硬化的超声表现：管状回声不规则，壁回声强而不均，若见钙化则更具诊断价值。管腔变窄≤3mm，管腔中断或无回声间隙消失或走行扭曲变形。

2.*左冠状动脉分支* 一般只能显示左前降支及左回旋支近端，而且显示成功率远低于主干，技术难度也较大，除小儿川崎病外，诊断价值也随之降低。

3.*右冠状动脉* 显示的切面同左主干相似，成功率高，一般在10～11点位置可找到右冠状动脉开口于右冠状窦，其显示长度可达3～4cm，右冠状动脉主干内径2～4mm。

（二）经食管超声检查

食管超声检查不受肺气体影响，所用探头频率较高，一般为5MHz，图像质量比经胸探查好，对冠状动脉显示及多普勒超声血流显示有明显的优点。

（三）血管内超声探查

近年来微型超声探头的技术进步，使超声在冠状动脉探查中有明显进步，血管内超声不但可观察管腔内的变化，而且对管壁结构显示良好（此为X线血管造影所不能者），并可通过多普勒对血流状况进行检测，结合介入性治疗，其前景广阔。

【室壁节段性运动异常的传统检测方法】

室壁节段运动异常(RWMA)，表现为该节段与邻近正常心肌相比，收缩期心内膜运动幅度及心肌收缩增厚率均降低。

(一)节段运动异常的程度

1.室壁节段运动减弱或低下，即该节段运动幅度低于正常的50%～70%。

2.无运动或消失，即收缩期该节段无运动或微弱运动。

3.矛盾运动，即该节段运动与正常节段相反，收缩期向外膨出，舒张期向内运动。

(二)收缩期室壁增厚率改变

正常心肌收缩期明显增厚，其增厚率均>30%，缺血性心肌节段收缩增厚率明显下降。

$$心肌增厚率=\frac{收缩期心肌厚度-舒张期心肌厚度}{舒张期心肌厚度}\times 100\%$$

(三)室壁运动不协调

正常心脏收缩、舒张时各节段协调一致，而缺血心肌节段，因运动异常，尤其在无运动时，被邻近正常心肌牵拉或挤压，呈运动不协调的状态，常显示出顺时针或逆时针方向的摆动或扭动。

(四)室壁运动速度改变

用M型超声心动图可观察到正常节段室壁运动其收缩期加速度慢于舒张期减速度(即上升斜率<下降斜率)，缺血性节段则呈上升、下降速度相近或反之，下降斜率<上升斜率。同时可以看到收缩高峰时间晚于正常心肌收缩高峰时间。

(五)室壁节段运动异常的范围

心肌梗死的结果是RWMA持续存在，故根据RWMA的范围能反映和估计心肌梗死范围，而且与组织学梗死大小间有较好的相关性($r=0.75$)。

（六）室壁节段运动异常的半定量分析-采用室壁节段运动指数

根据 RWMA 的范围和程度进行半定量分析得出室壁节段运动指数（WMSI）

$$\text{WMSI}=\frac{\text{各节段得分之和}}{\text{左心室节段数}}$$

节段计分：运动增强 0 分；运动正常 1 分；运动低下 2 分：无运动 3 分；矛盾运动 4 分；室壁瘤 5 分。

WMSI＝1 为正常；若＞1 提示左心室收缩功能异常；＞2 则提示左心室大片心肌收缩功能异常。WMSI＞2 时，急性心肌梗死患者易发生泵功能衰竭，预后亦较＜2.0 的差。

（七）室壁节段运动的定量分析

定量分析 RWMA 主要对室壁节段运动（RWM）和室壁心肌收缩增厚（RWT）进行定量测定，从而定量评价 RWMA 的程度与范围，估计梗死面积。

【室壁节段性运动异常检测的新方法】

包括组织多普勒成像技术、斑点追踪成像技术、实时三维成像技术等，详见本章总论部分。

一、心肌缺血的超声心动图诊断

冠心病是引起心肌缺血的主要原因。动脉粥样硬化使冠状动脉管腔变窄，当狭窄达到一定程度时则可引起心肌缺血，缺血可以是暂时性、急性或慢性。室壁节段运动异常是心肌缺血的特异表现，超声心动图可以通过 M 型、二维及组织多普勒技术相结合显示节段运动异常的部位、范围，也是较早发现心肌缺血的检测手段。

（一）室壁节段性运动异常

1.节段性运动减弱：一般左心室壁运动幅度＜5mm 即可认为是运动幅度减弱。

2.室壁运动不协调：正常室壁运动协调一致，当发生局部节段缺血时，该节段搏动幅度下降而与邻近心肌运动不一致，造成心脏搏动时类似扭动的状态。

3.收缩、舒张速度改变：正常心肌收缩时其加速度（M 型显示）低于舒张期减速度，心肌缺血后，收缩时加速度加快，等于或大于舒张期减速度，同时缺血心肌收缩较正常略有延迟，收缩高峰落后于正常心肌的收缩高峰时间。

4.以斑点追踪技术为基础的二维应变能够敏感地检测缺血心肌的运动异常。冠心病患者虽然在普通二维超声检查时无明显的室壁运动异常，但冠状动脉狭窄≥75％所供血的心肌节段的纵向收缩期峰值应变明显低于冠状动脉狭窄小于 75％所供血的节段，这说明二维应变技术能够在静息状态下识别冠状动脉狭窄≥75％所供血心肌节段。

（二）局部心功能改变

1.缺血节段局部室壁功能异常，如收缩期室壁增厚率下降，心内膜面积变化率、心内膜弧长变化率减低。

2.左心室舒张功能异常：可有两种改变，在无左心室舒张末期压力升高时，可表现为二尖瓣口血流频谱 E 峰降低，A 峰升高，DT 时间延长，E/A＜1；若继而出现左心室舒张末期压力升高时，则可出现所谓“假性正常”频谱；此时二尖瓣口血流频谱出现 E 峰增高，上升速度快，下降时间短（即 DT 时间缩短，常＜110ms）A 峰降低，E/A 常＞2，肺静脉血流频谱异常，有助于识别“假性正常”。

（三）其他改变

1.反复发生缺血，可引起缺血部位心肌回声不均匀，心内膜回声增强。

2.左心房扩大。

3.左心室构形改变，形态失常，心尖变圆钝等。

二、心肌梗死

心肌梗死是由冠状动脉血流中断引起其供血部位心肌缺血、坏死所致。

【超声心动图表现】

1.室壁节段运动异常：梗死区域室壁运动明显减弱或消失，周边运动减低，与梗死区域相对的正常室壁运动往往增强(图 1-24)。

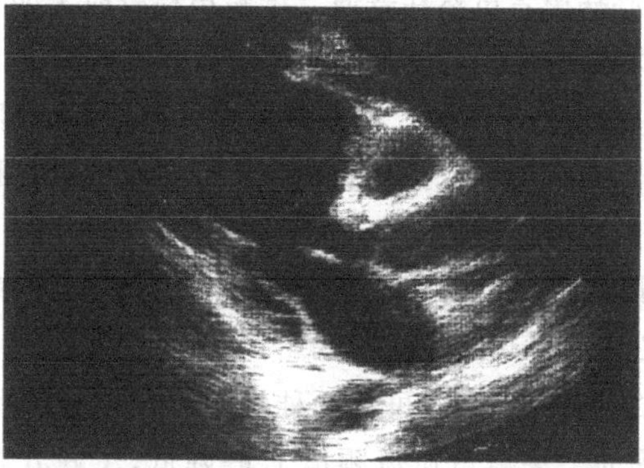

(A)

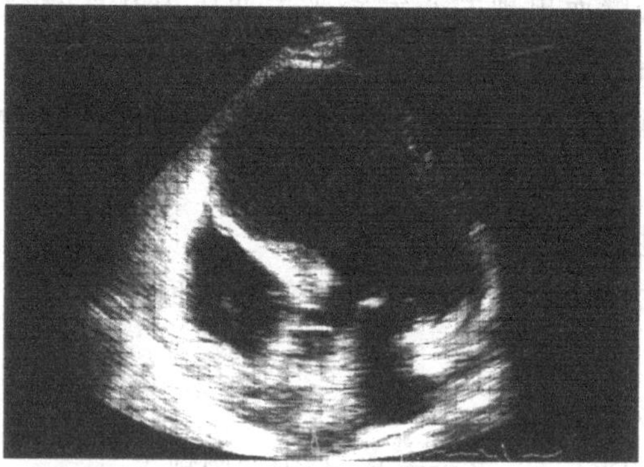

(B)

图 1-24　心肌梗死

2.心肌梗死早期，坏死节段心肌回声正常或呈较低回声，室壁变薄，收缩期增厚率明显下降。陈旧性心肌梗死可见局部心肌回声增强。

3.梗死区域局部心功能下降，整体收缩心功能视梗死范围而定。较局限者，收缩功能正常；范围较广，则常出现收缩功能不全。

4.左心室舒张功能异常，当心室顺应性明显下降或左心房室功能明显失常时可呈现限制型左心室舒张功能异常，此时常合并收缩功能不全。

5.合并右心梗死时，出现右心室相应节段运动异常及右心扩大，右心负荷过重表现。

6.左心房、左心室常扩大，梗死面积较大时左心室构形可明显改变，可伴二尖瓣轻至中度反流。

【临床意义】

超声心动图对急性心肌梗死的定性、定量诊断具有较高的敏感性、特异性和准确性。若梗死区很小，瘢痕形成范围小，超声心动图常不易发现；若范围较广，超声心动图可很好识别，并给予评价。因其无创、重复性好，对观察治疗的反应、预后评价均有很大价值。

【心肌梗死的合并症】

心肌梗死合并症有心律失常、泵衰竭、心室壁瘤、附壁血栓、乳头肌功能不全及心脏破裂(包括游离壁破裂、室间隔穿孔及乳头肌断裂)。

(一)室壁瘤

冠心病心肌梗死后所致的室壁瘤分真假两种。

1.*真性室壁瘤*　发生率占急性心肌梗死的15%左右，梗死区心肌扩张、变薄，心肌坏死、纤维化，85%～95%的患者心尖部受侵犯。

(1)超声心动图表现

1)心腔在收缩期和舒张期均有局限性膨出，伴或不伴心外表的膨出。

2)瘤壁心肌变薄，与正常心肌相延续(即逐步转为正常心肌)。

3)室壁运动异常，多呈矛盾运动或运动消失(即收缩性消失)，而与正常室壁交界点清楚。

4)瘤颈宽,其长径不小于瘤腔最大径。

5)彩色多普勒超声可见血流信号自由相通,无加速现象。

(2)临床意义:超声心动图诊断方法的敏感性为93%~100%、特异性为94%~100%,是首选的诊断方法。假阴性多见于心尖侧壁室壁瘤。

2.假性室壁瘤　是急性心肌梗死后室壁破裂形成血肿,瘤壁由心包和纤维组织形成,而非心肌。有小破口与心腔相通,假性室壁瘤还可见于心脏外伤、心肌脓肿破裂等。

(1)超声心动图表现

1)心室腔外有较大的无回声区。

2)瘤体与心脏相通的颈部较窄,小于瘤腔最大径的40%。

3)心肌可见突然的连续性中断,该处为瘤壁与心肌间转折点。

4)彩色多普勒可见血流信号自左心室腔通过中断处进入瘤体,通过瘤颈处出现加速现象,多普勒频谱可见该局部血流速度明显高于左心室腔,进入瘤体后呈湍流频谱。

(2)临床意义:超声心动图诊断假性室壁瘤准确性高,尤其是彩色多普勒在区别真性、假性室壁瘤中起决定性作用。

(二)室间隔穿孔

在急性心肌梗死中占0.5%~1%,多数发生在大面积前间壁心肌梗死患者。

1.超声心动图表现

(1)室间隔局部变薄,呈矛盾运动或无运动。

(2)室间隔处回声中断,断端不规则(若小于0.5cm常不易发现),中断处随心动周期有改变。

(3)彩色多普勒可见血流信号自左心室通过回声中断处分流至右心室,频谱多普勒可见高速过隔血流在右心室呈湍流频谱。

2.临床意义　此为获得性室间隔缺损,彩色多普勒为确诊的主要技术，有很高的敏感性。

（三）乳头肌断裂

1.超声心动图表现

（1）断裂的乳头肌呈光团样物连于二尖瓣的腱索上，随心动周期呈连枷样往返于心室与心房之间。

（2）二尖瓣关闭时也随之脱向左心房。

（3）左心房、左心室增大。

（4）彩色多普勒可见中度以上二尖瓣反流。

2.临床意义　乳头肌断裂可引起严重血流动力学改变，左心容量负荷过重，左心衰竭难于纠正，超声心动图可及早做出正确诊断，对临床正确处理十分有利。

（四）乳头肌功能不全

由乳头肌急性缺血或梗死后纤维化所致。

1.超声心动图表现

（1）乳头肌回声异常、增粗或回声不均。

（2）乳头肌运动异常，收缩减弱或无收缩，致使对腱索的牵拉力量改变。

（3）二尖瓣脱垂或瓣尖下移，致使前后叶关闭时不能对合到正常位（即向心尖方向移位）。

（4）彩色多普勒可见二尖瓣反流信号，急性心肌梗死引起的乳头肌功能不全可随病情变化使二尖瓣反流程度随之改变，亦为重要特征。

2.临床意义　超声检查对乳头肌功能不全诊断有很好的价值，但与前述合并症比较，不如前述合并症准确，因为要确定乳头肌运动程度较困难。同时必须指出，在急性心肌梗死稳定后，尤其慢性期，引起二尖瓣关闭不全的原因很多，乳头肌功能不全不一定是主要原因，必须确有乳头肌病变根据，诊断才较可靠。

（五）左心室血栓形成

左心室血栓，有2%～6%的心肌梗死患者可发生附壁血栓，在梗死发生24～72h即可形成血栓。

1.超声心动图表现

（1）在心肌梗死的部位见异常回声团块，多在心尖部、前壁或后壁，或室壁瘤瘤体部位，其基底部较宽（个别也可有蒂），附着部位无活动。

（2）团块回声较低，而且早期比较均匀，不易发现，时间稍长，出现回声不均匀（有凝血块、纤维化等），边界清楚（图1-25）。

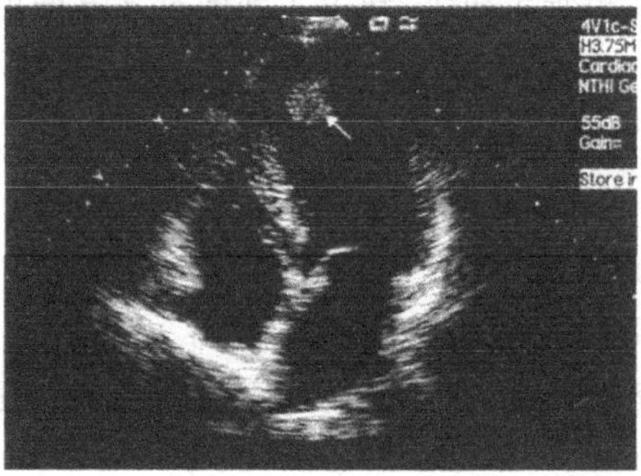

图1-25 陈旧性心肌梗死尖部附壁血栓形成

（3）一般在梗死后6～10天即可显示，血栓形成后短期变化较少，经治疗可变小或消失。

2.临床意义 超声心动图是发现附壁血栓的首选方法，诊断准确，还可作治疗效果观察，随访追踪。

（六）其他合并症

如心包积液和积血、心律失常、心功能不全等。

第五节　肝脏囊性占位病变

【肝脏超声检查的适应证】

1.肝脏大小、形态、位置的改变,正常变异。

2.肝脏弥漫性病变:脂肪肝、血吸虫肝病、肝淤血、肝纤维化、肝硬化。

3.肝脏囊性占位性病变:肝囊肿、多囊肝、肝脓肿、肝周脓肿、肝包虫病、肝外伤。

4.肝脏实质性占位病变:肝良、恶性肿瘤,肝转移性肿瘤,肝局灶性非肿瘤性病变。

5.肝血管性疾病:血管瘤、门静脉高压、门静脉血栓和癌栓、肝动静脉瘤。

6.肝脏门静脉、肝动脉、肝静脉血流动力学的监测。

7.肝移植围手术期检查。

8.肝脏介入性超声诊断和治疗:超声引导穿刺组织学和细胞学活检;肝脓肿穿刺引流;肝囊肿的穿刺引流和硬化剂的注射治疗;肝癌肿瘤乙醇注射、微波或射频消融等微创治疗:经皮肝胆管穿刺造影或置管引流;经皮肝门静脉穿刺造影。

9.肝脏术中超声。

【肝脏囊性占位病变】

超声显像诊断肝脏囊性病变具有高度的敏感性,能检出直径小于2mm 的微小囊肿,准确率可达 98%以上,已成为首选的检查方法。

肝脏囊性病变在声像图上的表现有三大主要征象:

1.边界清晰、完整,与周围肝组织界限分明,外形多呈圆球形或椭圆形。

2.内部呈无回声暗区或伴有细弱光点,并可见其移动。

3.具有后壁和后方回声增强效应。

一、单纯性肝囊肿

单纯性肝囊肿多为潴留性或老年退行性变，亦可为先天性。潴留性囊肿由于体液潴留而形成。胆汁潴留性囊肿来源于肝内小胆管的阻塞，阻塞原因可能为炎症、水肿、瘢痕等；黏液囊肿来源于胆管的黏液腺；淋巴囊肿来源于淋巴管的阻塞扩张，多位于肝表面；血液囊肿可由于肝穿刺或外伤后出血造成。先天性者一般认为是由于肝内胆管胚胎发育障碍所致。但二者的鉴别常较困难，一般通称为单纯性肝囊肿。囊肿大小的差别可较大，可为单个，亦可为多个，多个者呈散在分布。本病的检出率与年龄有密切关系。作者对 1391 例健康者检查发现，在 50 岁以上人群中单纯性肝囊肿检出率达 2%～5%。

【声像图特征】

1.肝脏体积一般不增大，切面形态正常，肝内出现一个或数个圆形或椭圆形无回声区，孤立地存在于肝内。

2.具有典型囊肿声像图特征

(1)囊壁菲薄，边缘整齐、光滑，或呈前壁细薄、后壁为亮弧线、侧壁失落等征象。

(2)内部为清晰的无回声区(图 1-26)。

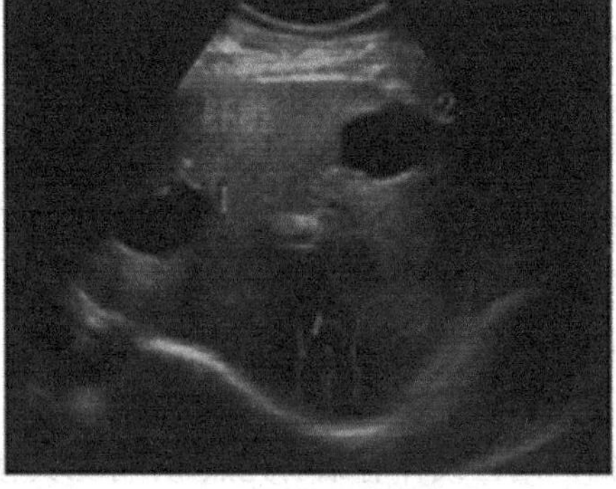

图 1-26 肝囊肿(多发)

(3)伴后壁和后方回声增强，侧壁声影内收。小的囊肿后方回声增强可呈典型的“蝌蚪尾”征。

(4)位置表浅、体积较大的肝囊肿，当用探头加压时显示可压缩征。

3.囊肿大小的差别可较大，可为单个，亦可为多个，多个者呈散在分布。

4.不典型肝囊肿见于囊肿合并出血或有继发感染时，此时囊内可出现弥漫性细小光点，囊壁也可增厚、模糊不清。

5.彩色多普勒血流检测无回声内无血流显示。

【鉴别诊断】

1.具有典型囊肿的三大特征，特别是具有后壁和后方回声增强，易与肝内低回声肿块和肝静脉、门静脉横断面图像区别。

2.囊肿呈圆形或椭圆形，与节段性扩张的肝内胆管亦易于鉴别。

3.与其他肝内囊性病变的鉴别如肝脓肿、肝癌液化等，可参见以下各节。

二、多囊肝

多囊肝为先天性疾病，常有遗传性及家族史。多囊肝常伴有其他脏器的囊肿，包括肾脏、脾脏和胰腺，其中约50%伴有多囊肾。多囊肝的囊肿大小不一，米粒大小至数厘米甚至几十厘米。囊肿数目众多，绝大多数累及全肝，也可仅累及某一肝叶。囊壁菲薄，囊内含有澄清液体，不含胆汁，如合并感染或出血，则囊液可混浊或变红。囊肿周围肝组织可正常。

【声像图表现】

1.典型的多囊肝，肝脏左右叶普遍性增大，切面形态失常，表面不规则。轻型患者，肝脏形态、大小改变不明显，切面形态大致正常。

2.肝内密布多个大小不一的圆形无回声区，小者数毫米，大者数厘米,以 2～5cm 多见。边界清晰,一般圆形无回声区之间互不连通。严重者肝实质及肝内管道结构显示不清(图 1-27)。

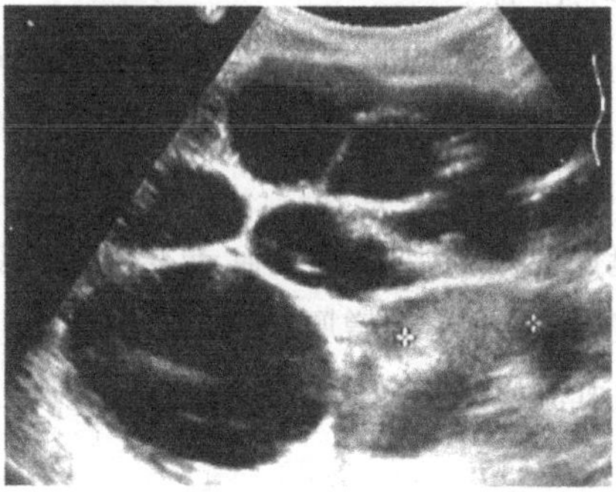

图 1-27　多囊肝

3.多囊肝常与多囊肾、多囊脾等其他内脏的多囊性病变合并存在,50%以上合并多囊肾。

4.彩色多普勒血流检测无回声内无血流显示。

【鉴别诊断】

大多数多囊肝的声像图表现典型,超声诊断较为容易,若同时伴有其他脏器如肾、脾等多囊性病变,即可确诊为多囊病。在鉴别诊断上须注意本病以下几方面的特点:

1.本病多见有遗传性及家族史,变化一般缓慢。

2.肝脏体积普遍性增大,形态失常。

3.肝内呈广泛分布的大小不等的液性暗区,且互不连通,多不能显示"后方增强征"。由于囊肿相互靠近,穿透上方一个囊肿的声束落入下方一个囊肿的液区之中,而此液区内无任何界面,不会发生反射或散射现象,致使其上方一个囊肿的后方回声增强征不予表现。

4.多可同时检出其他脏器内的囊肿。

三、肝脓肿

肝脓肿是由于阿米巴原虫或细菌感染引起，一般的病理变化过程为：炎症（阿米巴肝炎）-部分坏死液化-脓肿形成。阿米巴的溶组织酶直接破坏肝细胞、原虫大量繁殖阻塞肝静脉等造成肝组织梗死，形成脓腔较大，且多数为单发性。细菌性肝脓肿系由化脓性细菌如大肠杆菌、葡萄球菌及链球菌侵入肝脏所致。其侵入的途径包括门静脉、胆道系统、肝动脉，以及邻近组织的直接侵入等。细菌侵入肝脏后引起炎症反应，多形成较多的小脓肿，亦可融合成较大的脓腔。脓腔的中心为脓液和较多的坏死组织，其外周可有纤维组织包裹。

【声像图表现】

1.二维声像图　肝脓肿声像图依据不同病变阶段而有不同表现。

（1）脓肿早期：此期脓肿尚未液化，其边界模糊不清，声像图显示病灶局部为不均匀低回声区，无清晰的壁，后方回声增强，内可见不规则的无回声区，动态观察短期内（1周左右）有明显变化。

（2）脓肿液化不全期：此时脓肿部分开始液化，主体呈无回声区，其内有光团状回声，脓肿边界渐清楚，内壁不光滑，有后方回声轻度增强。

（3）肝脓肿液化期：此期为典型肝脓肿，脓肿大部或全部液化，呈圆形或椭圆形无回声区，其内有少许光点回声，周边轮廓清晰，内壁光滑，伴后壁和后方回声增强，侧边声影内收。（图1-28）

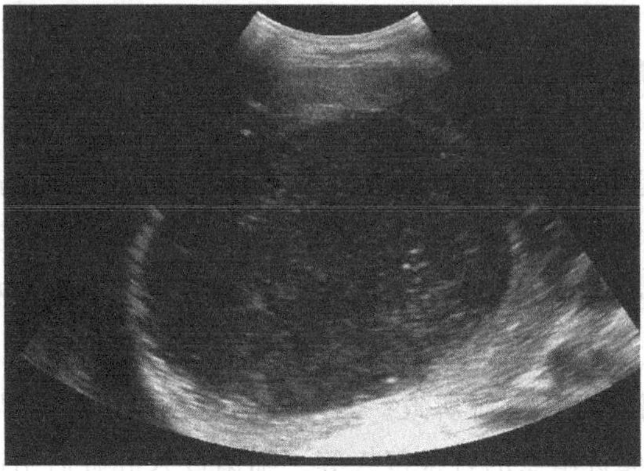

图 1-28 肝脓肿

(4)肝脓肿愈合期:此期脓肿逐渐缩小,呈边界清晰的回声减低区,或同时有不清晰的残存光团回声。

(5)慢性厚壁肝脓肿:此型脓肿内含有的坏死物较多,呈不规则光团、光点回声,无回声区小,脓肿壁的光带回声强而增厚,后方回声有轻度增强。典型脓肿常有伴发征象,如右侧膈肌活动受限和反应性右侧胸腔积液等。

2.*彩色多普勒血流显像* 大多周边可见血流信号,早期内部也可见斑片状血流信号,但血管形态正常,多呈动、静脉频谱。

3.*超声造影* 肝脓肿动脉期呈不均匀或以周边为主的高增强,内部呈分隔状增强,分隔间为无增强的坏死液化区。门静脉期及延迟期增强区减退或呈等增强。肝脓肿的增强模式与肝胆管细胞癌具有一定程度的相似性,结合临床资料有助于鉴别诊断。

【鉴别诊断】

肝脓肿声像图表现与脓肿的病理过程和坏死组织的复杂结构有关,某一次超声检查常只反映脓肿由形成至吸收、愈合演变过程中的某一阶段声像图变化。各个阶段的病理变化特征不同,使肝脓肿声像图表现复杂。因此,在肝脓肿的诊断中密切结合病史与体征动态观察至关重要。

阿米巴性肝脓肿与典型细菌性肝脓肿的鉴别诊断需依靠病史，前者起病多较缓和，有阿米巴痢疾史。后者起病多较急，常伴高热、肝区疼痛、血常规白细胞和(或)中性粒细胞增高。

四、肝包虫病

肝包虫病即肝棘球蚴病，因吞食棘球绦虫虫卵后，其幼虫在人体内脏寄生引起。70%～80%寄生在肝脏，肺次之。包虫病在我国有两种，即细粒棘球蚴和泡状棘球蚴，主要流行于新疆、甘肃等牧区，其他地区也有散在分布。

肝包虫病可分布为单个囊肿，也可为多个囊肿群集于一处。由寄生于肝内的蚴虫发育所形成的囊腔，外层形成纤维包膜，构成棘球蚴外囊。另有囊壁并分化为两层：其外层形成角化层，无细胞结构，呈粉皮样。内层为生发层，生发层的细胞可以不断芽生出具有空腔化作用的细胞，随着生长发育，空腔逐渐扩大为生发囊腔，即母囊。在母囊壁上又可产生数量不等的带有吸盘、小钩的原头蚴，发展为子囊、孙囊。子囊、孙囊破裂后，大量头节进入囊液，聚集成囊砂。泡状棘球蚴在肝内以群集的小囊泡向周围组织浸润扩散，囊泡体积小，一般不超过3mm，在肝内形成肿块状或弥漫性结节状损害，在较大的病灶中可发生变性、坏死，形成液化腔，外形不规则，没有明显的囊壁。

【声像图表现】

1.肝包虫囊肿的典型表现：囊壁较厚，呈双层结构，内层为内囊，欠规则，外层为外囊，光滑，回声强。若为新近发生的肝包虫囊腔，则呈饱满的球形单腔囊肿，内无子囊形成的小囊，当内囊脱落后，囊腔内出现漂动的不定形膜状回声带；当子囊进入囊腔后，便发育成多个大小不等的小囊，积聚于大囊内，形成“囊中之囊”的特征性改变。小囊间及大囊内可见囊砂形成的大小不等的粒状强回声，改变体位时可有移动征。有囊壁钙化者，在囊壁局部可出现斑片状或弧状强回声，伴有声影(图

1-29)。

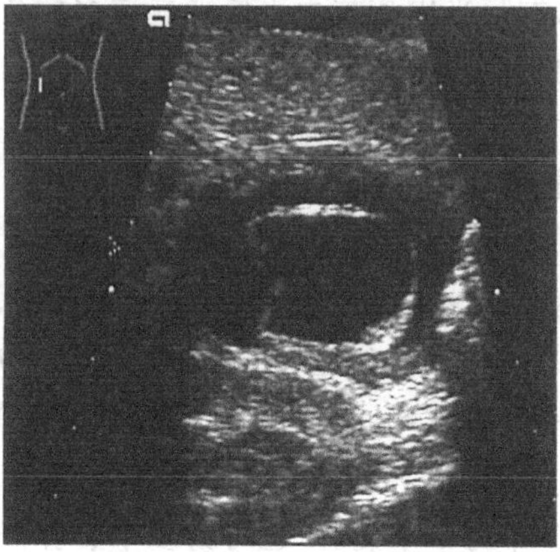

图 1-29 肝包虫囊肿

2.类实质性回声多由肝泡状棘球蚴的无数小泡性囊肿集合而成，因囊壁回声强而密集，周围有较多间质，故多表现为类实质性团块回声，或由肝包虫病继发改变即肝包虫衰老或自然死亡，内囊、子囊退化，合并感染，使囊肿完全失去囊性特征，类似实质性。需注意与肝肿瘤鉴别。

3.彩色多普勒血流检测：内多无血流显示。

【鉴别诊断】

肝包囊虫病的诊断需根据流行病学资料，超声显示肝脏内有典型的双囊征，囊中之囊，囊中有不定型膜状回声，或囊内有囊砂征等征象，结合 Casoni 试验或血清学检查阳性结果，即可确定诊断。部分声像图不典型的肝包虫病应注意与肝内其他囊性病变相鉴别。但疑为肝包虫病囊肿时切勿做穿刺抽液检查，以免囊液外溢，发生其他部位的种植。

五、膈下或肝周脓肿

膈下间隙为位于横膈之下、横结肠及其系膜以上的一个间隙。肝脏居于其中,肝脏至横膈间的间隙为肝上间隙。肝上间隙又被镰状韧带分为肝右上和肝左上间隙。肝右上间隙又被右冠状韧带和右三角韧带分为肝右上前间隙和肝右上后间隙。肝下间隙又被肝圆韧带和静脉韧带分为肝右下间隙和肝左下间隙。发生在上述间隙的化脓性病灶均称为膈下脓肿。

【声像图表现】

膈下脓肿系在肝脏和右半膈肌之间有一边界清晰、呈新月形或梭形的无回声区,其大小不一,无回声区内显示有间隔及较多的碎屑回声,相应之肝包膜回声凹陷。脓肿若穿破膈肌,其回声线中断,相应胸腔内出现无回声区。

彩色多普勒血流检测其内无血流显示。

【鉴别诊断】

靠近膈顶部及肝下部的肝脓肿易与膈下和肝下间隙脓肿相混淆,应予鉴别。

六、肝血肿

肝血肿多为外伤性、肝切除术或肝穿刺术后形成。

【声像图表现】

1.二维声像图　肝血肿的声像图表现常根据损伤的程度不同而分为三类。

Ⅰ型(包膜下血肿):肝包膜下见不规则或范围较广的扁形的无回声区。

Ⅱ型(真性破裂):肝包膜回声连续性中断,肝实质内血肿声像图呈混合型，由血凝块的高回声及血聚区的无回声形成，无明显腔壁。腹腔及盆腔可探及积血所致的无回声区。

Ⅲ型(中央型破裂)：肝中央部出现无回声区或混合型回声，新鲜血肿(1～2 小时内)内部多为无回声暗区。一般 2 小时以上可有血凝块形成的条块状高回声及血聚区的无回声混合图像。当血肿内某些白细胞成分分解后，在血聚区内形成多数细小颗粒状回声。继发感染时，则与肝脓肿声像图相似。慢性血肿可机化，形成肝内不规则的回声增强区，需注意与肝内其他占位性病变鉴别(图 1-30)。

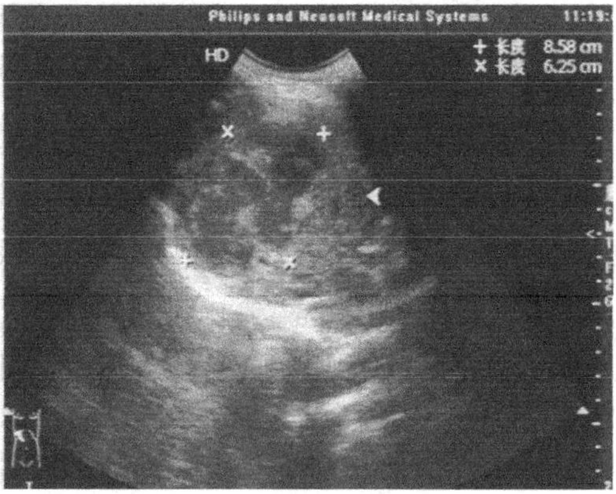

图 1-30　肝血肿-中央型破裂

2.*彩色多普勒血流检测*　内部无血流显示。

【鉴别诊断】

肝脏外伤或手术后形成的血肿或假性动脉瘤因二者的处理方法不同，故在临床鉴别诊断上有重要意义。二维超声检查时均可在肝实质内出现不定型或不规则的无回声区，内部可由血凝块所形成的条块状高反射及少许细小光点，呈混合型图像。彩色多普勒血流检测可鉴别肝血肿与假性动脉瘤。假性动脉瘤内见红蓝相间的血流信号，或可检出伸入其内的血管，脉冲多普勒可显示高速的湍流频谱，而血肿内无血流信号。

七、肝内其他几种囊性病变的鉴别诊断

(一)肝脏囊性肿瘤

肝脏囊性肿瘤包括肝囊性乳头状腺瘤(或癌)、肝黏液瘤(或癌)及皮样囊肿等,但均非常少见。

1.二维声像图

(1)肝囊性乳头状腺瘤(或癌)其声像图表现为肝脏体积常有增大,肿块边界清楚,内部呈无回声区;内壁不整齐,有乳头状高回声团向无回声区突起;有后壁和后方回声增强。

(2)肝脏黏液瘤(或癌)多与腹膜黏液瘤同时发生,声像图显示巨大结节融合而成的肿块,表面隆起,呈分叶状,边缘与肝组织分界不清,内部呈多个大小不等的圆形或椭圆形高回声团,其间有大小不一的无回声区。肝脏体积增大,常与腹膜腔的无回声区连成一片。

(3)肝脏皮样囊肿属良性畸胎瘤,其声像图为肿瘤边界清楚、有完整包膜的回声。皮样囊肿内部呈无回声,有细小的光点漂浮或出现典型的脂-液分层征,或见带状、团状强回声。

2.彩色多普勒血流检测　肝囊性乳头状腺瘤(或癌)及黏液瘤(或癌)内高回声团区可见血流信号。肝脏皮样囊肿内无血流信号。

3.超声造影　肝囊性乳头状腺瘤(或癌)及黏液瘤(或癌)周边呈环形增强,内部高回声区可见造影剂填充,回声强度高于或等于周围肝组织。肝脏皮样囊肿周边可呈环形增强,内呈无增强。

应注意的是,超声检查很难鉴别是肝囊性乳头状腺瘤或黏液瘤还是癌,但临床治疗均首选手术切除。

(二)肝内血管病变所致的囊状扩张

主要包括门静脉瘤、肝静脉瘤和肝动脉瘤等。

1.门静脉瘤　门静脉分支局限性扩张呈纺锤状或小囊状且内径大于 2cm 称为门静脉瘤或门静脉瘤样扩张。其病因目前尚有争议,主要

与下列因素有关：

(1)先天性因素

1)门静脉内壁的改变在门静脉正常压力下最后引起扩张。

2)胚胎发育卵黄静脉(脐静脉)异常，残存一憩室，扩大形成瘤样扩张区。

(2)后天性因素

1)由于急性胰腺炎，胰酶的释放消化了部分门静脉壁，薄弱的部分门静脉壁扩张而形成。

2)慢性肝病门静脉高压引起，文献报道即使在没有肝内外阻滞情况下，门静脉高压本身也可形成。

2.*肝静脉瘤*　本病多为先天性，或称肝内静脉窦扩张症。由于肝静脉发育过程中局部管壁薄弱所致，亦可因数支小静脉在同一部位汇入单支静脉而致局部血管腔的扩张，临床常无症状。

3.*肝动脉瘤*　肝动脉瘤是除脾动脉瘤之外第二个常见的内脏动脉瘤和假性动脉瘤，多见于男性，而且多为单发。患者常无症状，但可有右上腹疼痛、黄疸或有破裂表现。破裂后血液多进入胆道系统或腹腔内，有很高的死亡率，及时处理至关重要。血管造影所见的多数肝动脉瘤是在肝外动脉，肝内的假性动脉瘤常发生于腹部的钝挫伤或穿通伤后，例如，肝活检、经皮肝胆道引流、经皮经肝胆道造影、胆囊切除或其他胆道手术后。

上述肝内血管病变，在二维超声图像上均可表现为一个或数个小的无回声区，内径多大于 2cm，呈梭形或圆形，无明显包膜回声；该无回声区与相应的血管走行相连续。

该类病变的检查主要依赖彩色多普勒和脉冲多普勒超声。彩色多普勒可在这些局限性扩张的血管区内敏感地显示其彩色血流信号，并可观察其与相应血管的连续性。脉冲多普勒可在异常血流区域显示频谱图形。根据其不同的频谱形态，可准确地判断系门静脉瘤、肝静脉瘤或肝动脉瘤。

（三）肝内血管性病变与非血管性病变的鉴别

肝内扩张血管的横断面（包括门静脉、肝静脉等）和局限性的瘤样扩张等，主要应与局限性肝内胆管扩张鉴别。二维图像上均可呈圆形或椭圆形无回声区，但血管性者无后方回声增强，而非血管性者（包括扩张胆管）则有后方回声增强。彩色多普勒检查血管性者其内有彩色血流信号显示，并可检出血流频谱。非血管性者则无此表现，易于做出判断。

【临床意义】

超声可以准确地识别直径3～5mm及以上的肝内囊性病变，易将其与肝实质性病变加以鉴别，同时可以显示囊性病灶的形态、数目和部位：据不同声像图特征对囊性病变多可做出病理诊断，如肝包囊虫病超声能清晰显示具有特征性的内囊所构成的“双囊壁”征或内部的“囊中之囊”等结构即可区别于其他囊性病变。超声检查已成为临床诊断肝脏囊性病变首选的方法，对某些需穿刺抽液和置管引流的病例超声亦能准确地定位引导，具有重要的实用价值。

第六节　胆囊疾病

一、胆囊结石

胆囊结石是最常见的胆系疾病。胆囊结石可能是由于多种因素使胆固醇和胆色素代谢障碍、沉积形成结石，按结石所含的主要化学成分不同可分为胆固醇结石、胆色素结石和混合性结石。国内以混合性结石及胆色素结石多见。临床上多表现为右上腹隐痛、饱胀及消化不良。有的可无明显症状，当结石阻塞胆囊管时可引起胆绞痛。

【声像图表现】

（一）典型声像图表现

典型的胆囊结石有三个特征：

1.胆囊腔无回声区内可见一个或多个强回声光团或光斑。

2.强回声团后方伴有清晰的声影(图 1-31)。

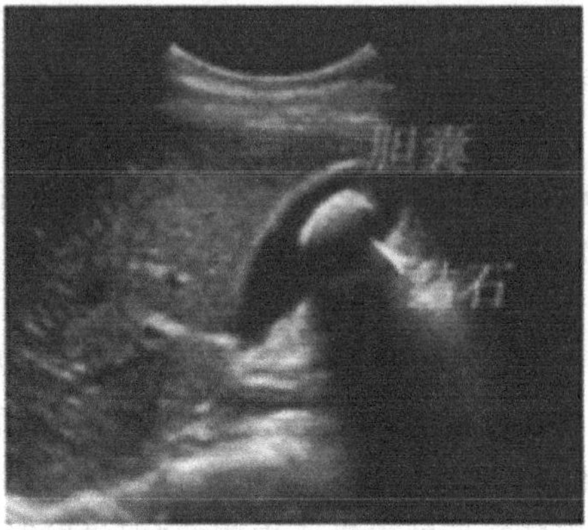

图 1-31 胆囊结石

3.可随体位变化而移动。

(二)非典型声像图表现

1.胆囊内充满结石,胆囊无回声区消失,多个切面扫查胆囊区可见一恒定的弧形强光带,后方伴宽的声影。如合并慢性胆囊炎,胆囊壁增厚,可形成囊壁结石声影"三合征"(WES 征),此特征具有较高的诊断价值(图 1-32)。

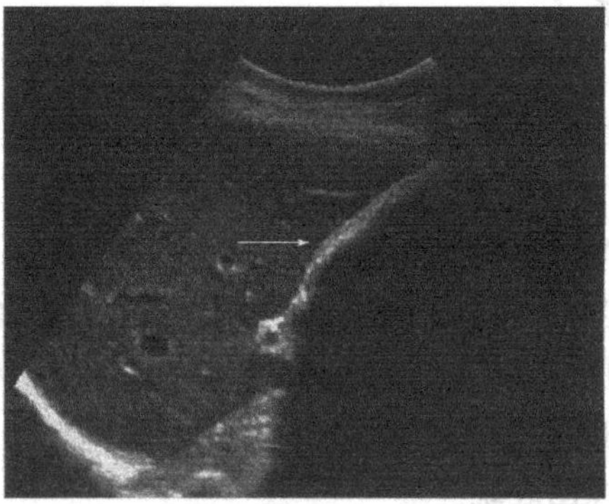

图 1-32 囊壁-结石-声影"三合征"(WES 征)

2.胆囊泥沙样结石：胆囊无回声区内见强光点回声，呈带状沉积于胆囊后壁，后方伴有相应的宽大声影。改变体位时，强回声带因结石移动可重新分布。当结石细小、疏松，沉积层较薄时，可无明显声影，此时改变体位，结石可迅速移动。

3.胆囊颈部结石：在胆囊颈部可显示结石强回声团，后方伴声影。结石较小或未嵌顿时，左侧卧位或胸膝卧位可使结石向胆囊体、底部移动，提高检出率。若结石嵌顿于胆囊颈部，多表现为胆囊肿大，在颈部强回声光团后方有清晰的声影。

4.胆囊壁内结石：胆囊壁可局限性增厚，胆囊黏膜下可见一个或多个 2～4mm 大小结石强回声斑点，其后常伴“彗星尾”征，不随体位改变移动(图 1-33)。

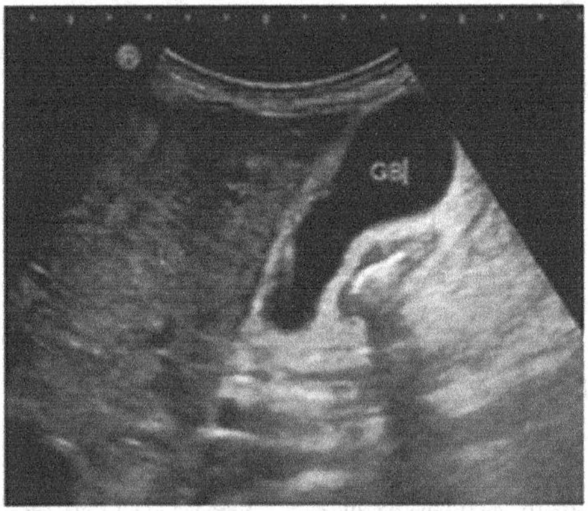

图 1-33　胆囊壁间结石

【鉴别诊断】

1.胆囊充满型结石应与肠内容物或气体回声与胆囊重叠相鉴别，充满型结石多个切面表现为恒定的强回声，且声影清晰、整齐。而肠气强回声团的形态不固定，后方声影混浊，呈多重反射的回声带，肠内容物及肠气可随肠蠕动而移动。

2.泥沙样结石应与胆囊内炎性沉积物及胆汁淤积、浓缩胆汁鉴别。

泥沙样结石颗粒回声强、粗大，改变体位时移动速度较快，并有较明显声影，而后者颗粒细小，回声较弱，后方无声影，移动速度较慢。

3.胆囊颈部嵌顿结石应与肝门部气体强回声、肝门部钙化淋巴结及颈部粗大的折叠黏膜皱襞的强回声相鉴别。颈部嵌顿结石，胆囊可肿大，颈部强回声且伴有清晰的声影，而颈部折叠虽后方也可有轻度声影，但多方位扫查其长轴可呈条状强回声。

4.胆囊壁内结石：应与胆囊小息肉鉴别，前者有典型的“彗星尾”征，后者无此特征。另外，胆囊炎胆囊壁腺体阻塞形成的小囊肿及小脓肿，其由于多重反射形成后方带“彗星尾”征的强光斑，应与真正的壁间结石鉴别；胆囊腺肌增生症由于罗-阿窦扩张形成的“彗星尾”征，也应注意与壁间结石鉴别。

【临床意义】

超声对胆囊结石的诊断符合率高达95%以上，典型的胆囊结石诊断正确率几乎为100%。在胆汁充盈状态下，小至1mm的结石超声亦能显示，尤其对X线造影胆囊不显示的填满型结石或颈部结石的病例，超声检查可明确诊断，因此超声检查为胆囊结石的最佳诊断方法。

二、急性胆囊炎

急性胆囊炎系常见的急腹症之一，多因结石阻塞、细菌感染、胰液反流等病因引起。炎症较轻时，仅胆囊壁因黏膜充血、水肿、渗出有不同程度的增厚，胆囊稍肿大。炎症严重时，累及胆囊壁全层，形成化脓性胆囊炎，胆囊壁明显增厚和胆囊肿大，并有脓液渗出。更严重者可致壁坏死穿孔，胆汁流入腹腔，形成膈下脓肿和胆汁性腹膜炎。急性胆囊炎的临床症状因病情轻重可有不同，轻者可有右上腹疼痛、低热及消化不良。重症者则有右上腹绞痛，寒战、高热、恶心、呕吐，个别病例可有腹膜刺激症状。

【声像图表现】

1.胆囊肿大，尤以横径增大明显，横径≥3.5cm，胆囊边缘轮廓线模糊。

2.胆囊壁弥漫增厚>4mm，毛糙，呈“双边影”(图 1-34A)。

3.胆囊无回声区内可出现稀疏或密集的细小或粗大斑点状、云絮状回声，后方无声影，为炎性物质所致。

4.由结石阻塞引起的急性胆囊炎，可在胆囊颈部见到结石强回声及声影(图 1-34B)。

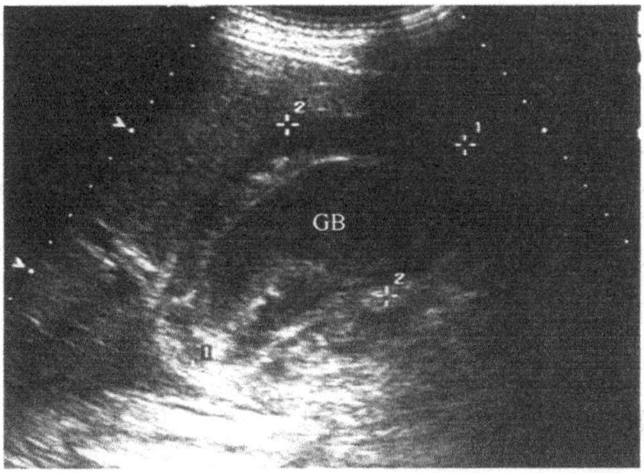

(A)

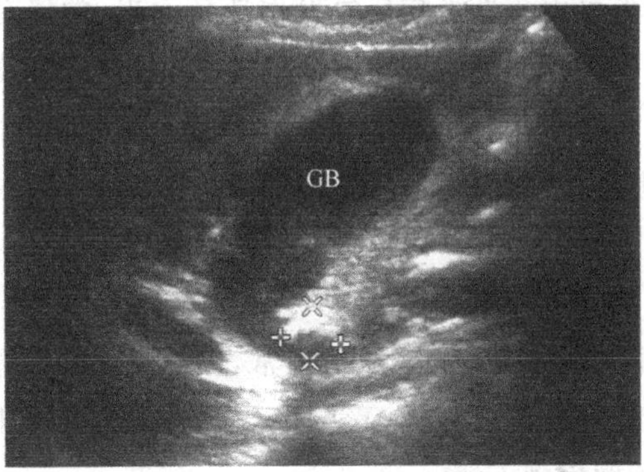

(B)

图 1-34　**急性胆囊炎**

5.胆囊穿孔时可见胆囊壁连续性中断,胆囊有所缩小,胆囊周围有不规则无回声区。

6.超声墨非征阳性,即探头探触胆囊表面区域时有明显触痛。

【鉴别诊断】

急性胆囊炎胆囊壁增厚应与急性肝炎、肝硬化、低蛋白血症、心力衰竭、肾脏病等引起的胆囊壁增厚或呈“双边影”进行鉴别,后者这些疾病均有相应的临床表现及实验室检查异常结果,可与之鉴别。

胆囊腔内胆汁淤积的细小光点群也可与胆囊内炎性沉积物鉴别。前者多见于长期禁食、胆道梗阻的患者,胆囊区无疼痛病史,超声墨非征阴性可予以鉴别。

【临床意义】

超声可清晰地显示胆囊的大小、壁的炎性增厚,胆囊腔内积脓及有无并发症发生,对急性胆囊炎的诊断准确性高,且迅速方便。为临床治疗方案提供了可靠依据,在治疗中还可进行随访观察。

三、慢性胆囊炎

慢性胆囊炎可由急性炎症反复发作迁延而来,常伴有结石存在,胆囊壁因纤维组织增生和炎性细胞浸润而增厚,肌肉纤维萎缩,使胆囊收缩功能减退。大部分病例胆囊有增大,少数病例胆囊缩小变硬,囊腔变窄。慢性胆囊炎临床表现多不典型,可有腹胀、厌油等消化不良症状。

【声像图表现】

1.轻型慢性胆囊炎,胆囊大小可正常,仅胆囊壁稍增厚(>4mm)。

2.慢性胆囊炎胆囊多肿大,囊壁呈均匀性增厚的强回声。与周围粘连时,边缘轮廓模糊不清。

3.胆囊无回声区内可出现中等或较弱的沉积性团块回声,随体位改变而缓慢移动和变形，后方无声影。

4.慢性胆囊炎后期胆囊可萎缩，胆囊缩小，囊腔变窄，壁增厚回声强，边界模糊不清。如合并有结石，可以出现囊壁-结石-声影三合征（WES征）。

5.胆囊收缩功能减弱或丧失。

【鉴别诊断】

1.慢性胆囊炎囊壁增厚应与厚壁型胆囊癌相鉴别。后者增厚的胆囊壁厚薄不均，内壁线多不规则。

2.在判断胆囊壁增厚时，应注意排除未按医嘱禁食或其他疾病引起的胆囊壁增厚。

3.胆囊萎缩形成的强光团及WES征时应与肠气回声相鉴别。后者随肠蠕动可变化，且“声影”混浊。

四、胆囊腺瘤

胆囊腺瘤是最常见的胆囊良性肿瘤，发生于腺上皮，病理上分为单纯性和乳头状腺瘤。体积较小，一般无临床症状，若迅速增大可有恶变倾向。

【声像图表现】

1.腺瘤呈乳头状或圆球状高回声或中等回声结节，自胆囊壁向腔内突起。

2.后方无声影，不随体位改变而移动。

3.多数大小在10～15mm，基底较宽，偶见有蒂，多为单发。

4.好发于胆囊颈部或底部。

5.CDFI：肿瘤内有时可见星点状彩色血流。

五、胆囊癌

胆囊癌以腺癌最常见，鳞癌少见，腺癌约占 80%，病理上可分为浸润型和乳头状型两种，大多数为浸润型，早期胆囊壁呈局限性浸润，晚期胆囊壁呈弥漫性浸润增厚。乳头癌较少见，癌肿突入腔内，可单发或多发，到后期癌肿充满整个胆囊腔，胆囊癌晚期常可转移到肝脏和肝门部、胆囊周围的淋巴结。胆囊癌患者常合并有胆囊结石与胆囊慢性炎症。临床上早期无特殊症状，晚期可出现腹痛、消瘦、食欲缺乏、黄疸，以及右上腹包块和腹水。

【声像图表现】

根据癌肿生长类型及进展程度不同，声像图可分为五型。

1.小结节型　癌肿呈乳头状结节突入腔内，表面不平整，基底部较宽，直径小于 2.5cm，好发于胆囊颈部。CDFI：肿瘤内或基底部可见星点状彩色动脉血流信号。此型为胆囊癌的早期表现。

2.蕈伞型　胆囊癌呈弱回声或中等回声，形似蕈伞状肿块，突入胆囊腔内，基底宽，可单发，也可多发，融合成不规则团块(图 1-35)。

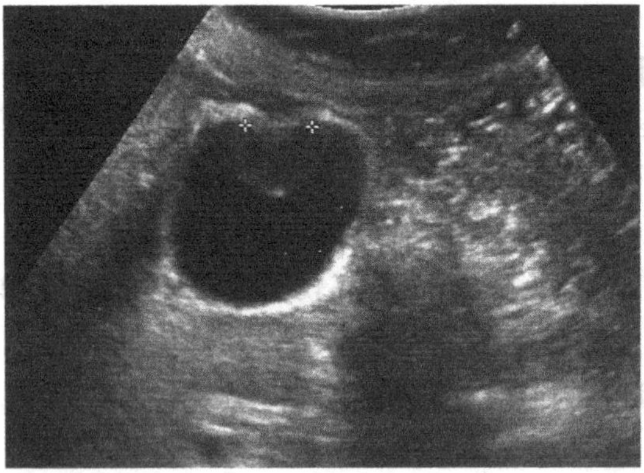

(A)

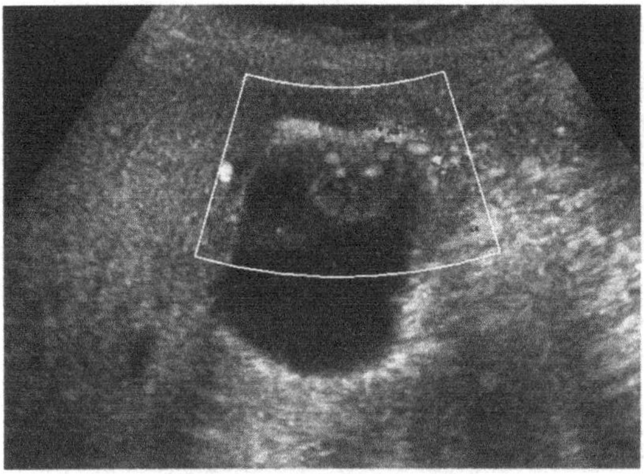

（B）

图 1-35　蕈伞型胆囊癌

(A)二维超声见胆囊底部蕈伞型低回声结节；

(B)CDFI 见蕈伞型低回声结节内彩色血流信号

3.厚壁型　胆囊壁受肿瘤浸润，呈局限性或弥漫性不均匀增厚，以颈部或体部更显著。内壁线不规则，胆囊腔狭窄变形。

4.混合型　此型较多见，其声像图表现为蕈伞型加厚壁型的表现。

5.实块型　正常胆囊无回声区消失，整个胆囊为一实性肿块取代，边缘不规则，轮廓欠清晰，内部回声强弱不均，大部分肿块内伴有结石强光团及声影。如肿瘤浸润肝脏时，胆囊与肝脏无明显分界，并可见到肝实质内浸润病灶，转移到肝门及胆囊周围淋巴结时，可形成多个低回声结节。实块型为胆囊癌晚期表现。CDFI 显示胆囊癌肿内有丰富的彩色血流信号，呈高速低阻的动脉频谱，RI 多小于 0.40(图 1-36)。

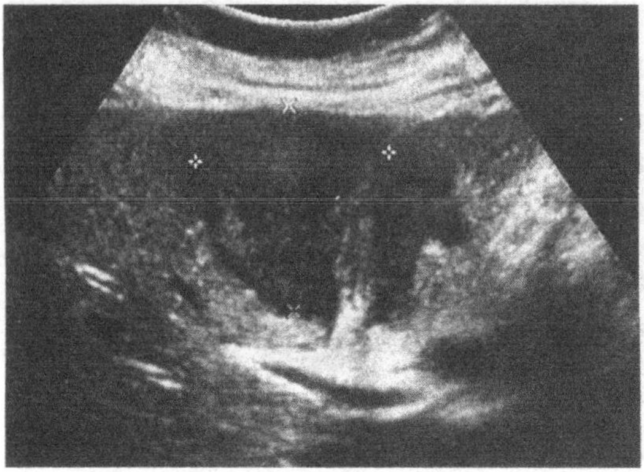

（A）二维超声

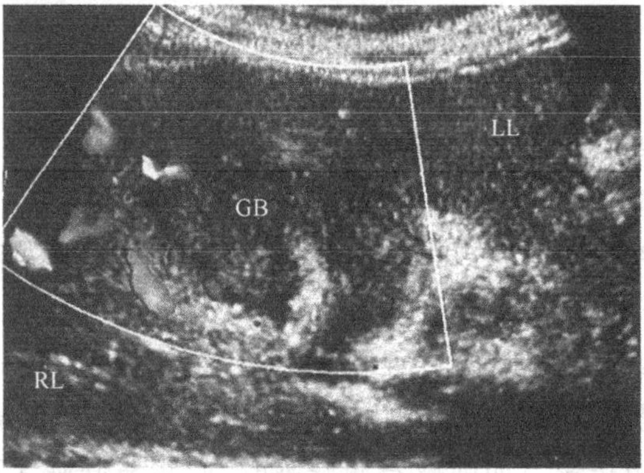

（B）CDFI

图 1-36 实块型胆囊癌

【鉴别诊断】

1.小结节型及蕈伞型胆囊癌应与胆囊息肉、胆囊腺瘤相鉴别，后者一般体积较小，常在 1.5cm 之内，且基底部较窄。

2.厚壁型胆囊癌应与慢性胆囊炎及胆囊腺肌增生症相鉴别，慢性胆囊炎胆囊壁均匀增厚，回声较强，内膜较光整，可与之鉴别。胆囊腺肌增生症增厚的胆囊壁内可见罗-阿窦（Rokitan-Sky-Aschoff sinus 窦）

的小类圆形无回声区及伴有“彗星尾”征的小强光斑回声。

3.胆囊癌实块型应与胆囊淤积稠厚的胆汁、脓液或血凝块泥沙样沉积物相鉴别,后者胆囊轮廓是清晰的,壁的连续性未遭破坏。肝脏及胆囊周围淋巴结无转移。超声造影可提供明确的鉴别诊断信息,并可判断是否有肝脏侵犯及侵犯程度。

【临床意义】

超声检查根据胆囊内肿瘤的大小、形态、基底宽窄,有无高速低阻的动脉血流信号,对胆囊良、恶性肿瘤的鉴别诊断有很重要的作用,对恶性肿瘤根据声像图可做出早期、晚期的判断,有助于临床治疗方案的选择。

六、胆囊增生性疾病

胆囊增生性疾病是由于胆囊壁内某种成分过度增生所致.胆囊壁局限性增厚或出现向腔内隆起的病变,并非真性肿瘤。以胆固醇息肉及胆囊腺肌增生症较多见。胆固醇息肉常在弥漫性胆固醇沉积症基础上形成向黏膜表面突出的小隆起性病变,呈淡黄色,体积较小,有细蒂与黏膜相连。胆囊腺肌增生症为胆囊黏膜上皮增生,肌层明显增厚,可见到罗-阿窦常合并有结石。此类病变一般无临床症状,常在超声检查时偶然发现。部分患者可有与胆囊结石、慢性胆囊炎相似的症状,餐后疼痛更加明显。

【声像图表现】

(一)胆固醇息肉

1.胆囊大小一般正常,息肉呈球形或乳头状高回声或中等回声团附着于囊内壁。

2.多有细蒂相连,不随体位改变而移动,后方无声影。

3.息肉体积较小,一般不超过1cm(图1-37)。

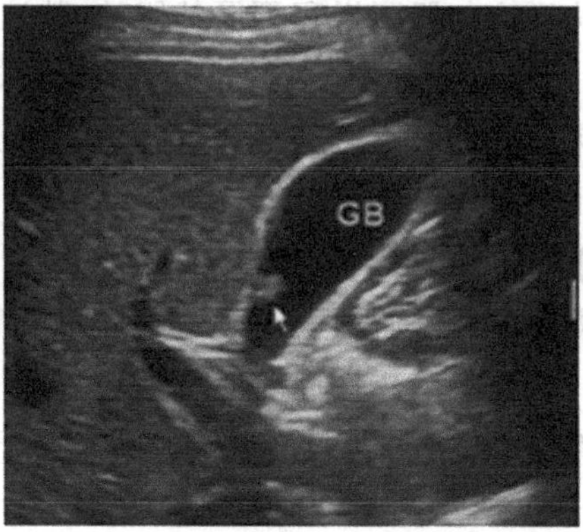

图1-37　胆囊胆固醇性息肉

（二）胆囊腺肌增生症

1.受累的胆囊壁明显增厚,根据增生的部位和范围可分为三型。

(1)局限型:胆囊底部呈圆锥帽状增厚,此型多见。

(2)节段型:胆囊底体部壁节段性增厚,呈“三角”征。

(3)弥漫型:胆囊壁弥漫性增厚(图1-38)。

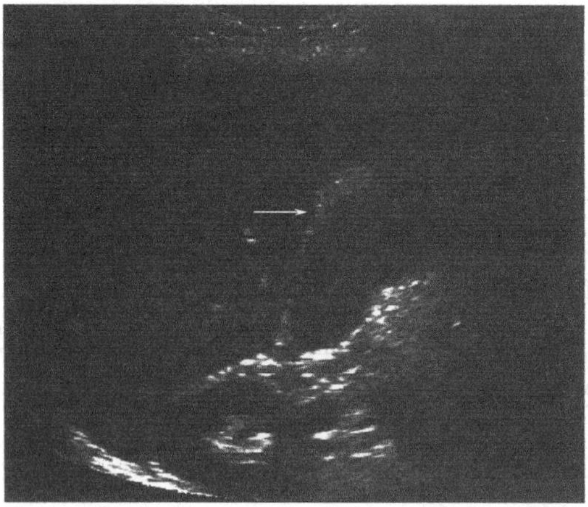

(A)

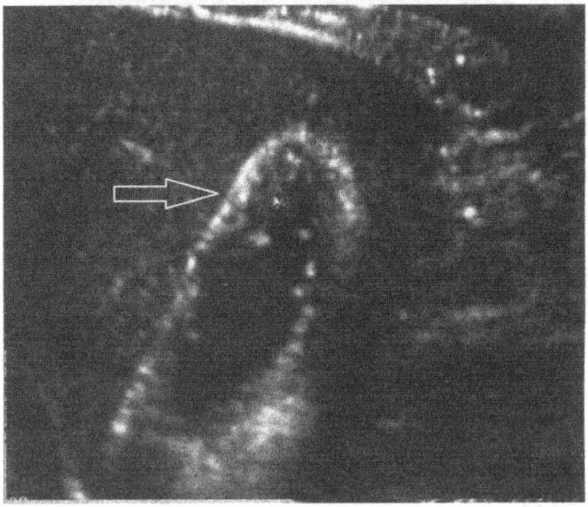

（B）

图 1-38　胆囊腺肌增生症

2.增厚的胆囊壁内可见小囊状的无回声区或低回声区即罗-阿窦，合并有小结石时，可见强回声斑，后方伴“彗星尾”征。

3.脂餐试验显示胆囊收缩功能亢进。

七、先天性胆囊异常

先天性胆囊异常种类较多，一般没有明显的临床症状，多数在超声检查时偶尔发现。

【形态异常】

（一）皱褶胆囊

较多见，声像图表现为在胆囊底体部和（或）颈体部之间可见高回声皱襞，胆囊被分为相通的两个或多个腔（图 1-39）。

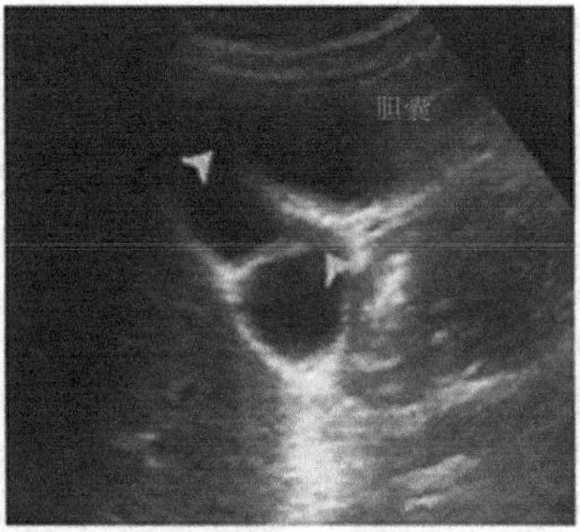

图 1-39　皱褶胆囊(箭头示)

(二)双房胆囊

声像图表现为胆囊腔内可见有一纵隔的高回声光带将胆囊分为两腔,高回声光带在胆囊颈部缺损,该部位两腔相通。

(三)胆囊憩室

声像图表现为胆囊大小正常,可见囊壁局部向外突起,呈一圆形的囊腔,大小约 1cm,憩室内有时可见小结石。

【数目异常】

(一)双胆囊

较少见,声像图表现为多方位扫查在肝下可见两个相互独立、完整的胆囊,大小相似或不一。

(二)胆囊缺如

极少见,仔细扫查未见胆囊图像,并排除胆囊不显像的其他因素。

【位置异常】

(一)左位胆囊

最常见,声像图表现为在肝脏左外叶的下方可见胆囊图像。

(二)肝内胆囊

声像图表现为在肝脏实质内可见全部或部分胆囊图像。

（三）游离胆囊

胆囊系膜较长，胆囊可游离于肝脏的下方至右下腹，甚至可达盆腔，部分患者可发生胆囊扭转。

八、胆道闭锁

胆道闭锁的具体病因至今不明。小于6个月的胆道闭锁患儿如果能早期诊断，行肝门空肠吻合术（Kasai手术）治疗，高达60%的患儿在术后可通畅引流，血清胆红素水平降到正常水平，但如果未得到及时手术治疗，将不可避免地发展为门静脉高压、肝硬化。因此，快速而准确地确诊婴儿黄疸病因对胆道闭锁患儿的早期治疗非常重要。

【超声检查方法】

超声探头频率7～10MHz。所有患儿均于空腹4h后进行腹部检查。因为患儿易哭闹，所以首先检查胆囊，待胆囊检查结束后喂奶以使患儿安静。

【声像图表现】

1.肝门部高回声纤维块（TC征）即肝门或左右肝管汇合部团块状或带状高回声区，厚度一般＞0.4cm。

2.胆囊异常：包括无胆囊、小胆囊（长径＜1.6cm）、胆囊壁不光滑（增厚、厚薄不均、僵硬）。

3.肝动脉增宽：肝右动脉内径＞1.9cm，肝表面可见动脉血流信号。

4.其他：如肝硬化、肝大、脾大及腹水等。

【鉴别诊断价值】

注意胆道闭锁与其他引起黄疸的疾病鉴别，如婴儿肝炎综合征、婴儿高胆红素血症等。这些疾病经护肝退黄治疗病情好转，婴肝经内科治疗4～5个月后，多数黄疸逐渐消退，可痊愈。若误诊为胆道闭锁而进行手术，约30%将因手术和麻醉等原因导致肝硬化。

第七节 胰腺疾病

一、急性胰腺炎

急性胰腺炎常见病因有胆系感染、酒精中毒、暴饮暴食及外伤等。胆总管或壶腹部的结石、蛔虫,局部水肿或括约肌痉挛,使胆汁反流入胰腺实质内引起炎症。另一种病因是胰腺组织内的血液供应不足,造成胰腺组织大量坏死性炎症。临床特点:急性发作上腹疼痛、恶心、呕吐,早期可出现休克、淀粉酶升高等。病理特点:在胰腺组织内有大片出血、坏死及炎症反应,同时残留组织内可见小叶内导管扩张。

【声像图表现】

(一)急性水肿性胰腺炎

表现为全胰腺普遍性均匀性增大,并以前后径肿大为主,但外形不变,可达正常时的 3～4 倍,有时胰头几乎呈圆球形。胰腺亦可呈局限性肿大,常为慢性炎症急性发作所致。胰腺回声减低,内有分布较均匀的细小回声(图 1-40)。

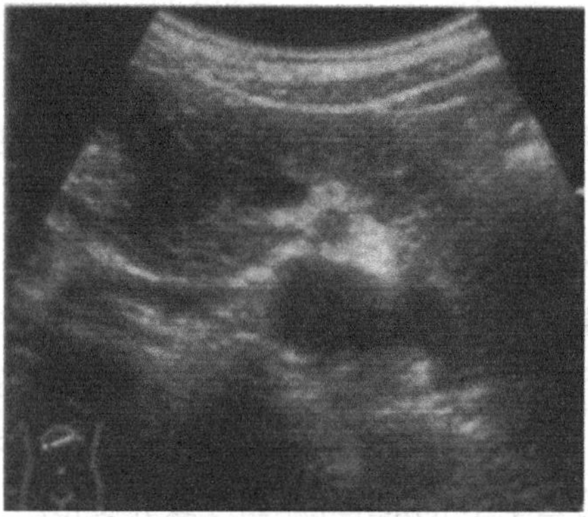

图 1-40 急性胰腺炎

(二)出血坏死性胰腺炎

胰腺内部呈低回声甚至无回声暗区,夹杂散在光点回声.后壁回声可增强,由急性炎性肿胀、出血及坏死所致。严重水肿时可出现类似囊肿的声像图。如为慢性炎症反复急性发作,胰腺内部回声可不减弱而表现为不均匀。

【鉴别诊断】

1.局限性肿大的胰腺炎,应与胰腺肿瘤相鉴别。肿瘤多表现为局限性低回声,轮廓不规整,内部回声不均,向外突出或向周围浸润,后方组织回声衰减,可有较清晰的边界。结合病史及淀粉酶检查可以鉴别。

2.反复发作的急性胰腺炎应与慢性胰腺炎急性发作相鉴别:慢性胰腺炎时胰腺组织回声增强且不均,可伴有胰管囊状扩张、假性囊肿、胰管内结石、钙化形成等。

3.急性胰腺炎可引起胃肠内积气,出现超声全反射现象而胰腺显示不清。此时应与胃穿孔、肠梗阻等急腹症相鉴别。淀粉酶检查及X线腹部透视等有助于鉴别诊断。当胃肠积气改善以后,重复扫查可能显示胰腺炎图像。

二、慢性胰腺炎

多数慢性胰腺炎是由急性炎症反复发作演变而成。临床特点:主要症状为上腹痛、腹胀、厌油腻、脂肪腹泻及消瘦等。病理特点:胰腺小叶周围及腺泡间纤维化,伴有局灶性坏死及钙化。可有胰管或腺泡扩张。胰腺外观呈结节状,质地纤维化、变硬。

【声像图表现】

1.胰腺轻度肿大或局限性肿大;胰腺轮廓不清,边界常不规整,与周围组织分界不清。

2.胰腺内部回声增强，分布不均，呈条状或带状。

3.假性囊肿形成，表现为炎症局部或周围出现无回声区。

4.胰管呈囊状或串珠样扩张；胰管内有时可见结石，表现为强回声光斑或光团，后方伴声影（图 1-41）。

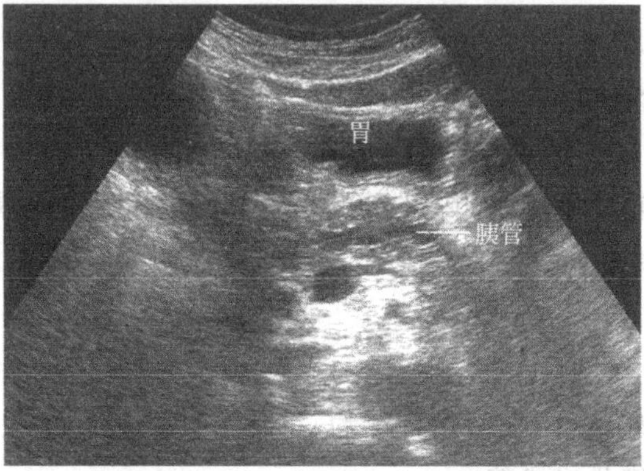

（A）

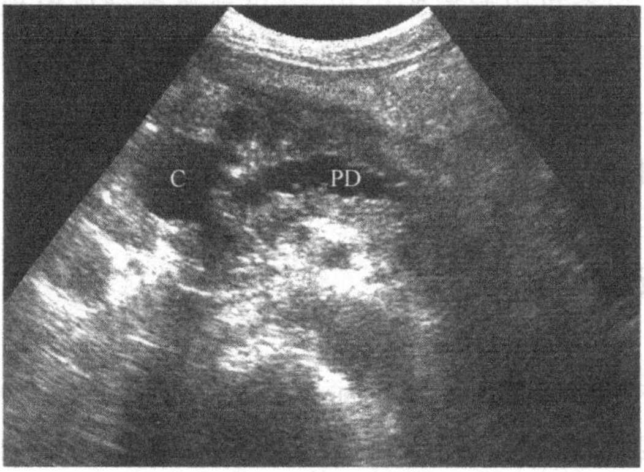

（B）

图 1-41 慢性胰腺炎

【鉴别诊断】

1.胰腺局限性肿大时应与胰腺癌相鉴别。后者多表现为局限性低回声，轮廓不规整，内部回声不均，有浸润现象，但胰腺其他部位则正常。

2.有假性囊肿形成时，应与肝肾囊肿、十二指肠积液、腹膜后淋巴瘤相鉴别。

三、胰腺囊肿

胰腺囊肿有假性囊肿和真性囊肿两大类。

【假性囊肿】

急性出血坏死性胰腺炎或外伤后，胰腺的渗出液、坏死物、血液等外溢积聚，使囊腔扩大，并被周围纤维组织包裹，形成纤维壁，即为假性囊肿，是胰腺炎的常见并发症之一。临床特点：囊肿较小时无症状，较大时出现上腹部肿块，压迫周围脏器引起持续性上腹痛，并向腰部放射，同时伴胃食欲缺乏、恶心、呕吐等。偶见巨大假性囊肿。

(一)声像图表现

1.胰腺局部见一无回声区，边界光滑、整齐，呈圆形或分叶状。囊肿可位于胰腺轮廓之外，多位于胰腺体尾部(图 1-42)。

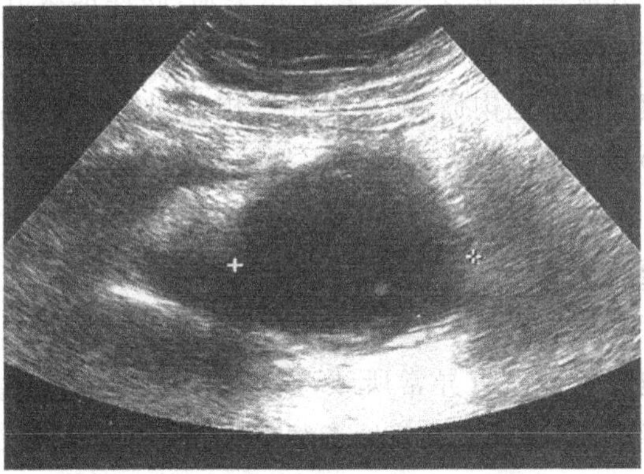

(A)纵切面

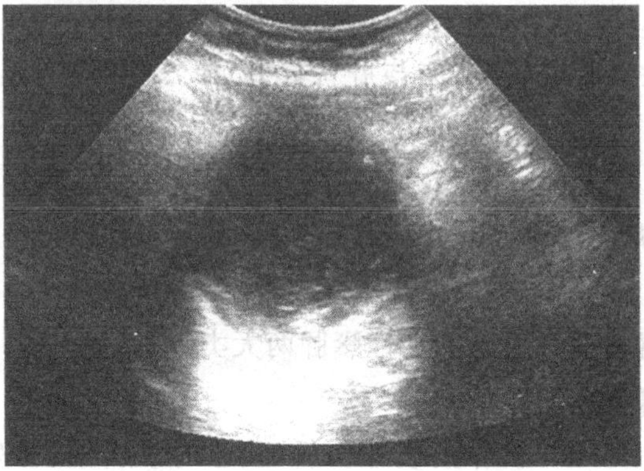

（B）横切面

图 1-42　胰腺假性囊肿

(A)显示胰腺体部后下方无回声，内壁不光滑；(B)假性囊肿内部可见碎屑回声

2.囊肿后壁回声增强，并可见侧边声影。囊肿多为单发，亦可呈多发或内有分隔。

3.囊肿巨大时可使周围组织器官受压移位。

（二）鉴别诊断

胰头部囊肿应与肝脏及右肾囊肿相鉴别，胰体部囊肿应与胃内积液、网膜囊积液相鉴别，胰尾部囊肿应与脾及左肾囊肿相鉴别。巨大假性囊肿应与腹膜后淋巴肉瘤、卵巢囊肿等相鉴别。此外，本病还须与胰腺囊腺瘤（癌）相鉴别。后者内有乳头状结构，呈囊实性改变，且无胰腺炎病史。

【其他囊肿】

常见的有先天性囊肿、潴留性囊肿及包虫囊肿。先天性囊肿由胰腺导管及腺泡先天性发育异常所致，多见于小儿，与遗传因素有关，常同时伴有多囊肝、多囊肾。潴留性囊肿由于胰管梗阻，胰液在管内滞留所致。囊肿一般较小、单房，周围胰腺组织常伴有炎症。声像图可见胰管膨大呈无回声区，亦可见慢性胰腺炎的声像图特点。包虫囊肿是由于吞食细粒棘球绦虫卵引起的一种疾病，多发于肝脏，偶见于胰腺。超声所见为囊性无回声区，囊肿壁回声较强，边界光滑、整齐，囊内可见头节和子囊，可表现为多发性强回声光团。

四、胰腺囊腺瘤或囊腺癌

本病较少见，多发于 30～60 岁的女性，好发于胰腺的体尾部。临床特点：症状隐匿，当肿物较大时才能触摸发现。当出现压迫症状时，可有上腹痛。病理特点：囊腺瘤属良性，发生于胰腺的导管上皮。肿瘤呈圆形，有完整的包膜，内呈单房或多房改变。囊腺癌呈多囊腔，腔内含有黏液或浆液，有的囊腺癌是由囊腺瘤恶变而来的。

【声像图表现】

二者声像图表现相似，为囊性或混合性病灶，边界光滑，囊壁可呈高回声，且不规则增厚。内部呈分隔或多房改变。内部为无回声区，囊壁可见乳头状结构的高回声光团。有时可见散在的强回声钙化斑并有声影。肿块为圆形或椭圆形，或呈分叶状，大多发生在胰体、尾部。较小者可见位于胰腺内，较大者可部分位于胰腺内或明显突向胰外，但仍显示与胰腺关系密切。

【鉴别诊断】

超声鉴别囊腺瘤与囊腺癌较困难。本病应与包虫囊肿，胰腺癌液化、坏死，假性囊肿或脓肿等相鉴别。包虫囊肿多同时发生于肝脏，囊性无回声区内可见头节和子囊。胰腺癌液化坏死呈不均质性，实性部分较多而囊性部分较少。假性囊肿或脓肿则有胰腺炎或感染史。

五、胰岛细胞瘤

胰岛细胞瘤分为功能性和无功能性两种，为少见疾病，多发于 20～50 岁。病理特点：90％属良性，多见于胰腺体尾部。肿瘤由胰岛内 B 细胞组成，分泌过多的胰岛素，称为胰岛素瘤，另一种不产生胰岛素，称为无功能性胰岛细胞瘤。

【胰岛素瘤】

一般较小，平均直径为1～2cm。声像图表现：肿瘤大于1cm者，边界整齐、光滑，内部呈均匀稀疏的低回声光点。肿瘤常位于胰体尾部。因有典型的低血糖症状，临床诊断并不困难。但由于肿瘤小，定位较困难。鉴别诊断：胰岛素瘤恶变时，与胰腺癌难以鉴别，可根据病史、症状、肿瘤部位、化验等加以鉴别。

【无功能性胰岛细胞瘤】

不产生胰岛素，一般无临床症状，常因上腹部发现肿物或体检时偶然发现。肿瘤位于胰体尾部，生长缓慢。由于该肿瘤无临床症状，可长到很大时才被发现，大小可达10cm。声像图表现：左上腹可探及一圆形或椭圆形肿物，与胰尾相连，边界清晰、光滑，可呈分叶状。肿瘤较大时，内部回声不均。囊性变时内可见无回声区。

【鉴别诊断】

位于胰尾时，应与胃或左肾肿瘤相鉴别。饮水观察有助于与胃肿瘤相鉴别。脾静脉前方的肿物多来自胰腺，脾静脉后方的肿物应考虑来自左肾。此外，本病还应与胰腺癌相鉴别。

六、胰腺癌

胰腺癌是消化系统常见恶性肿瘤之一，多见于40岁以上男性。胰腺癌半数以上发生于胰头部，约1/4发生于胰体尾部。其余为弥漫性胰腺癌。病理学上分为两型：一型来自腺泡上皮，另一型来自胰腺导管。临床特点：常见早期症状表现为腹痛或上腹部不适、食欲减退、乏力、体重减轻、黄疸。

【声像图表现】

1.胰腺多呈局限性肿大，内见肿物，轮廓不规则，边界不清晰，肿瘤可向周围组织呈蟹足样浸润(图1-43)。

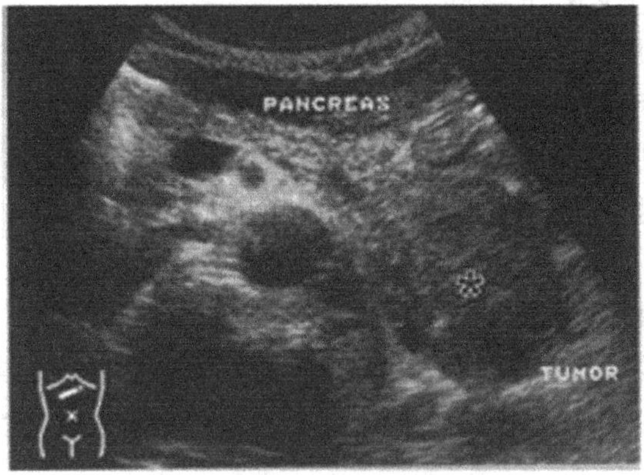

图 1-43　胰腺癌

胰尾部低回声,形态不规则(*)

2.内部回声:多呈低回声,可不均匀。肿瘤坏死液化时可呈现不规则无回声区。后方回声常伴有衰减。

3.挤压现象:胰头癌可使十二指肠环扩大,胰尾癌可使胃、脾、脾静脉及左肾受压推挤移位。胰头癌向后挤压下腔静脉使其变窄,远端出现扩张。压迫胆总管可使肝内胆管及胆囊扩张,也使胰管扩张。胰颈癌可使门静脉、肠系膜上静脉受压移位。

【鉴别诊断】

1.*慢性胰腺炎*　常有胰腺炎反复发作史,血淀粉酶增高,胰腺轻度弥漫性肿大,内部回声普遍增强,胰管呈不均匀串珠样扩张。

2.*胰腺囊腺瘤(癌)*　多发于胰腺体尾部,呈无回声,周边有实质性光团回声。

3.*胰岛细胞瘤*　功能性胰岛细胞瘤大多较小,呈均匀的弱、低回声,边缘清楚、光整,常伴有典型的低血糖症状。

4.*胆管癌*　临床症状与胰头癌相似,有阻塞性黄疸。但胆管癌时,胰头无肿物,胰管不扩张,肿块回声多较强,胆管壁增厚等。

【临床意义】

超声对胰腺有较高的显示率（82%～93%），对胰腺癌的诊断亦有较高的正确率（83%～92%），而且是对胰腺癌进行早期诊断的一种简便、无创、可靠的方法，可对疑有胰腺癌早期症状（如上腹疼痛不适、食欲减退、体重减轻、黄疸等）的患者进行普查，以便及早发现胰腺癌。

【比较影像学】

CT 能较清楚地显示胰腺，不受肠腔气体或肥胖等因素的干扰，对胰腺疾病的诊断具有较高的价值，也是可选择的方法之一。

七、壶腹周围癌

临床及病理特点：常发生于十二指肠第二段的壶腹区，肿瘤可来自于主胰管末端、胆总管末端上皮，或来自十二指肠乳头部。壶腹周围癌早期即可引起胆道梗阻，因此黄疸是壶腹周围癌的早期症状之一。

【声像图表现】

1.癌瘤较小，位于胰头和下腔静脉之右侧。

2.内部回声较强。

3.胰头可正常，胆总管全程明显扩张，管内可见肿瘤回声。主胰管扩张。

【鉴别诊断】

胰头癌、胆总管下段癌及十二指肠乳头部癌三者临床表现极为相似，而且声像图上难以区别。

第八节　脾脏疾病

一、先天性脾异常

【副脾】

1.脾门或胰尾部单个或多个结节，界限清楚，有不完整包膜细光带回声。

2.结节呈低回声，与脾脏回声相延续，部分较大的副脾内可见有血管回声与脾脏相连，彩色多普勒可显示相连的血管内彩色血流束(图 1-44)。

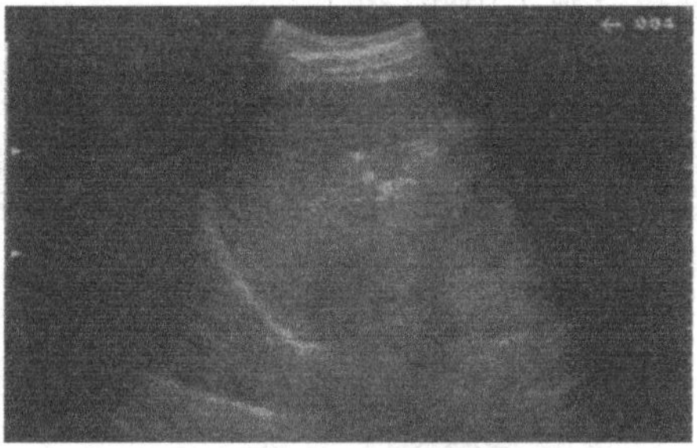

图 1-44　副脾

3.需与脾门处肿大的淋巴结相鉴别：①肿大的淋巴结回声更低，不均匀。②仔细观察，可显示淋巴门回声，且不与脾脏回声相连。

【游走脾】

1.罕见，脾区探不到脾脏回声。

2.腹部其他部位探测与脾脏形态、轮廓、回声相同的肿块。彩色多普勒可通过显示肿块内血流确定脾门部位。

【先天性脾缺如】

脾区和腹部其他部位探查，均未显示脾脏图像。

【先天性脾脏反位】

与肝脏反位或其他内脏反位同时存在,在右季肋区显示脾脏声像图。

二、脾脏弥漫性肿大

常因感染、血液病、结缔组织病、淤血等原因引起脾脏弥漫性肿大。

1.脾脏厚度超过 3.9cm,长度超过 11cm。

2.脾肿大程度分类

轻度肿大:厚度 4.0～4.5cm,左肋缘下 0.5～3cm。

中度肿大:厚度 4.5～6.0cm,左肋缘下超过 3cm。

重度肿大:脾切面形态失常,厚度超过 6.0cm,脾下缘在左肋缘下超过脐水平,脾前缘超过腹正中线(图 1-45)。

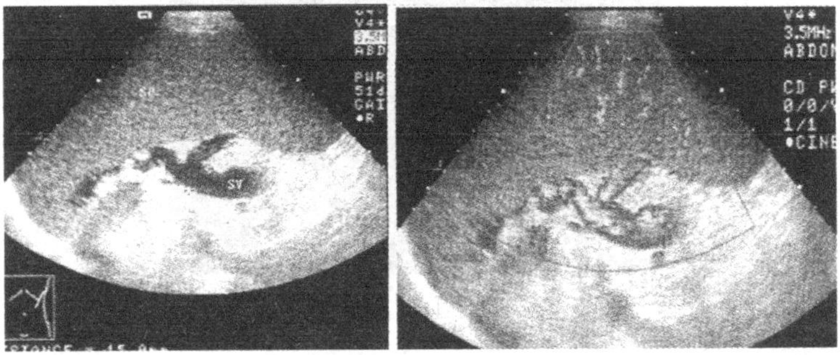

图 1-45　脾肿大

3.脾脏回声改变:感染性者,回声增强;血液病性者,回声减低;结缔组织病和充血性者为低回声或中等回声。

4.淤血性脾肿大者,脾静脉扩张、迂曲,内径≥0.8cm。

三、脾萎缩

常见于老年人,称老年性脾萎缩,还可见于消耗性疾病、慢性溶血性贫血等。此病好发于30岁以上女性。临床上脾萎缩无特殊表现,主要为原发病的症状。脾萎缩时患者免疫功能减退。声像图表现:脾脏明显缩小,厚径小于2cm,最大长径小于5cm,内部回声常增强、增粗。

四、脾脏液性病变

脾脏液性占位病变较少,分为先天性和后天性、真性和假性。真性囊肿见于单纯性囊肿和多囊脾,假性囊肿见于外伤出血后和炎症。脾包虫囊肿多见于流行病区,声像图征象与肝包虫囊肿相似。

【单纯性囊肿】

较少见,脾内出现圆形无回声区,壁光滑,边界清楚,其后壁及后方回声增强。

【多囊脾】

较少见,为先天性多囊病脾脏表现,常与其他脏器多囊性病变并存。

1.脾脏切面形态失常,增大。

2.脾实质内显示多个大小不等、互不相通的无回声区,呈圆形,壁薄、光滑。后方回声增强不明显。

【脾脓肿】

患者临床上出现全身感染的症状,伴有脾区疼痛。

1.脾脏轻至中度增大。

2.脾内出现无回声区,周边有较强回声带环绕,无回声区内可见光团、光带、光点回声。抗感染治疗后,无回声区范围明显缩小。

3.细针穿刺内为脓液可确定诊断。

4.动态观察短期内,声像图有改变。

五、脾外伤

腹部闭合性损伤中，常致脾脏破裂，根据脾脏破裂的时间，临床上有早发性脾破裂和迟发性脾破裂，脾破裂后发生的脾脏血肿可以位于脾包膜下、脾实质内、脾周围，均表现为左上腹有明显的压痛。

【脾包膜下血肿】

1.脾脏大小和形态正常。

2.脾包膜光带下可见扁长形无回声区，不随呼吸运动及体位改变发生变化。脾实质回声显示受压。

3.无回声区内可有散在分布的细小回声漂浮其内。

【脾破裂和脾实质内血肿】

脾破裂后发生脾实质内局限性血肿较为少见，常见脾实质和脾包膜同时破裂，发生脾实质内和脾周围血肿。

1.脾脏可增大，形态可失常。

2.脾实质破裂处显示呈回声杂乱区，形态不规则，边界不清晰，其内常显示带状强回声，当脾破裂出血大量时，其内可出现低回声和无回声混合图像。根据脾实质回声的改变，可帮助确定脾破裂的部位(图 1-46)。

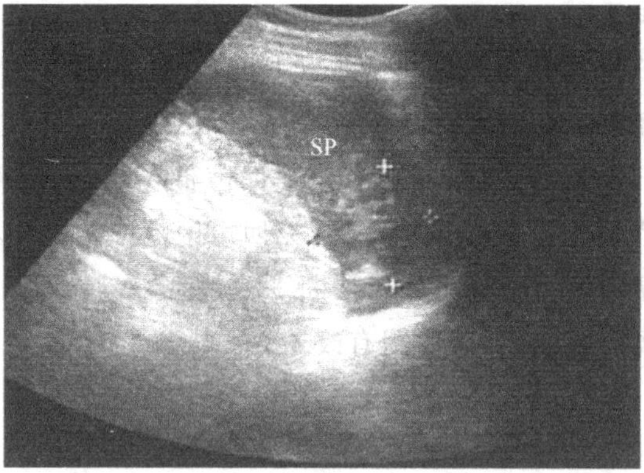

(A)

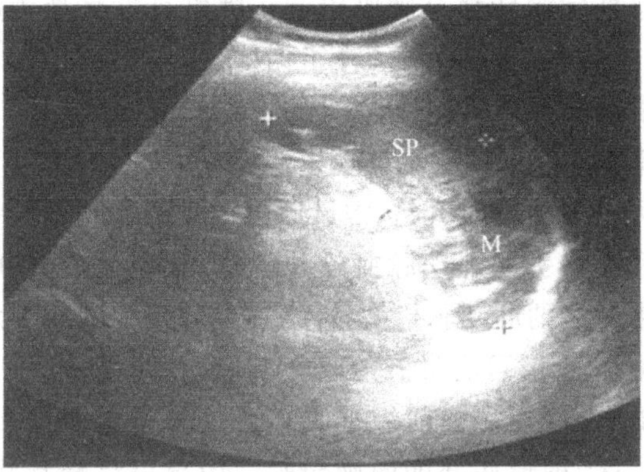

（B）

图 1-46　脾破裂

3.脾包膜光带回声连续性中断，中断部位显示不均匀回声增强。

4.外伤初期脾实质内可出现片状强回声区，边界不清。当血肿形成时，脾实质内显示无回声，界限清楚，无包膜回声，内有大小不一、形态不规则的强光团回声。外伤较长时间后，脾实质内血肿机化时可显示条索样间隔或呈多房改变。

5.脾周围血肿：脾周围显示低回声带，其宽度与脾周围积液多少有关。其内有较多的光点回声。

6.腹腔内积血的表现：破裂的时间和程度不同、出血量不同，表现不同。少量积血，肝肾间隙和陶氏腔内可探及带状无回声。大量出血，肝肾间隙、脾周围、盆腔甚至肠间隙，均可探及无回声区。

7.外伤时间不长便行腹腔探查时，脾破裂和血肿征象可表现不明显，需动态观察。脾破裂程度较轻或行保守治疗时，必须动态观察血肿大小有无变化，腹腔积血量有无增加。

六、脾脏实质性病变

脾脏实质性病变比较少见，特别是原发于脾脏的更为少见。多由其他部位的恶性肿瘤转移至脾脏引起。脾脏良性病灶为脾梗死灶、脾结核、脾脏良性肿瘤（脾血管瘤、脾错构瘤、脾淋巴瘤等）。脾恶性肿瘤常见脾恶性淋巴瘤和脾转移癌。

【脾梗死】

脾梗死可由多种原因引起，常见原因为左心系统血栓脱落，脾周围器官的肿瘤和炎症引起脾动脉血栓并脱落，某些血液病和淤血性脾肿大等。近年来开展的肝动脉栓塞技术，亦是脾梗死的原因之一。

1.脾脏肿大，有时可有形态的改变。

2.脾实质内，特别在脾前缘近脾切迹处显示单个或多个楔形或不规则形低回声区，楔形底部朝向脾包膜。内部可呈蜂窝状回声或不均匀分布的斑片状强回声（图 1-47）。

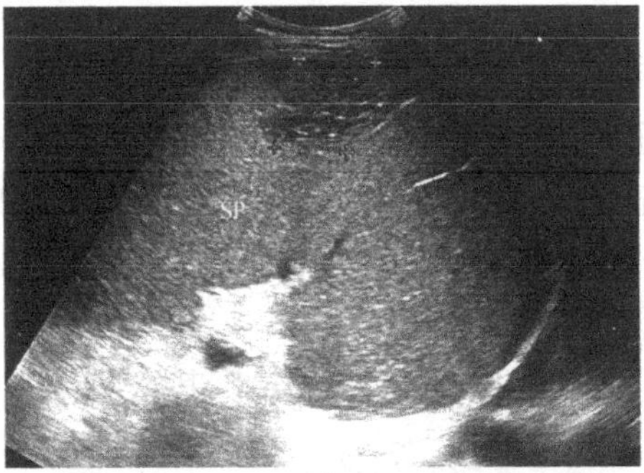

(A)

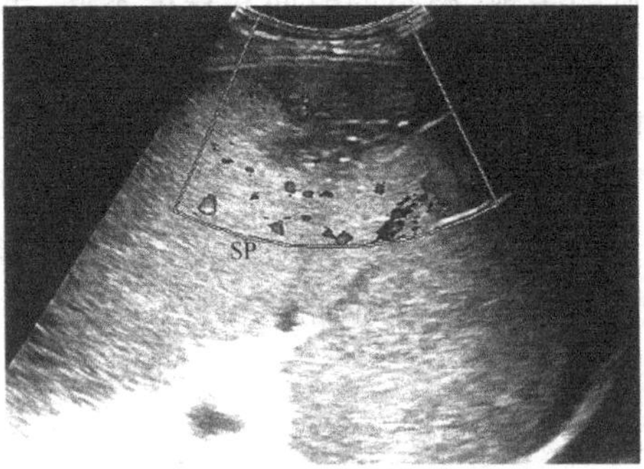

(B)

图 1-47 脾梗死

3.梗死灶坏死液化时,呈无回声或形成假性囊肿。

4.陈旧性梗死灶纤维化钙化时,病灶回声明显增强,后方伴有声影。

【脾血管瘤】

脾血管瘤是脾良性肿瘤中最常见的一种,患者无明显临床症状。超声动态观察其生长速度极慢或无明显增长。其声像图表现同肝血管瘤。

1.脾内显示圆形或类圆形、境界清楚的高回声,边缘锐利。

2.脾内高回声区内显示小的无回声和强间隔光带回声,呈网络状。

3.彩色多普勒显示血管瘤周围或其内部可有脾动脉或脾静脉的分支绕行或穿行,血管瘤内部一般无血流信号显示。

【脾错构瘤】

1.较少见。脾实质内显示肿块图像,呈高回声,边界清楚、边缘光滑,肿瘤内部回声不均匀。

2.脾脏大小可正常或轻度增大,较大的错构瘤可使脾脏局限性增大。

【脾结核】

脾结核常为继发性结核病,其病理类型分为三型:粟粒型、干酪坏死型和钙化型。声像图改变与病理类型有关。

1.粟粒型　脾脏轻中度肿大,实质内均匀密布的小点状强回声,多数无声影。

2.干酪坏死型　脾脏呈中重度肿大,脾内有多个大小不等、形态不规则的混合性回声区,内部可有液化形成的无回声区,其间可见散在的细点状强回声。接近被膜的病灶,可以使脾脏表面呈结节状隆起。

3.钙化型　脾脏轻度肿大,脾内有单个、多个点状、团块状强回声,其后有声影。

【脾恶性淋巴瘤】

脾恶性肿瘤是全身性淋巴瘤的表现,常合并有身体其他部位淋巴结肿大。

1.脾脏弥漫性肿大，为淋巴组织恶性增生所致，脾实质回声减低或正常，光点分布均匀。

2.部分患者脾实质内显示单个或多个散在分布的圆形低回声结节或无回声结节。边界清楚，后方无明显增强效应，侧边声影呈平行状，多个结节融合时可呈分叶状。

3.多发性结节状淋巴瘤呈蜂窝状无回声，间隔呈较规则的线状高回声带。

【脾脏转移癌】

恶性肿瘤转移至脾脏相对少见。脾脏转移癌可来自于鼻咽、肺、乳腺、卵巢、消化道，其声像图征象与原发癌相似。

1.实质内出现多个圆形或不规则形无回声，后方伴回声增强。

2.内出现低回声病灶，回声分布均匀；或高回声病灶，回声分布不均匀。

3.牛眼征：肿块周围呈环形低回声带，为较宽的声晕，肿块中间呈较强回声。

七、自体脾移植

自体脾移植是将脾组织块切成薄片、碎粒或脾糊，移植于大网膜内、脾床、腹膜后或腹直肌内。目前多推荐超声显像检查。

1.一般移植后3个月脾块显像。常为椭圆形弱回声区，边界清晰、轮廓光整，如移植于大网膜囊袋内，可有完整的“包膜”显示。内部为密集而均匀的细点状回声。8～12个月内部回声接近于正常脾。

2.脾脏如出现周边轮廓欠光整，内部回声不均，增强粗乱，有条索状回声，则提示移植脾片已纤维化，无功能。

第九节　肾脏疾病

一、肾囊肿

肾囊肿临床上很常见，中老年患者居多，可能与老年退行性病变有关，肾囊肿可发生在肾脏几乎任何部位，既可以是单发、也可以是多发，其大小不一，大者可达 10～20cm，小者仅数毫米。其形态多样，可以是单房性也可以是多房性。其内容物可以是单纯的浆液性液体，也可以含有血凝块、胆固醇结晶或胶冻样物等。临床上大多数患者没有明显症状，可以是体检或进行其他脏器检查时偶尔发现，较大的肾囊肿可引起腰部酸胀不适，活动及劳累后加重或可能触及肿块，也有少部分人偶尔发现血尿、高血压等。

【声像图表现】

肾囊肿的声像图变化多样，随部位及形态结构不同可分为多种类型，但囊肿的基本声像图特点是肾脏局部增大，包膜向外挤压，相应部位出现无回声区，其边缘光滑、清晰，后方回声增强，内收。彩色多普勒在整个无回声内未见彩色血流信号，但较大囊肿周边可见受挤压的周围血管的彩色血流。

下面依据肾囊肿的不同内容物及不同部位分别介绍某些肾囊肿的声像图特点。

1.孤立性肾囊肿　肾脏内可见单个大的或小的囊肿，在单侧肾或双侧肾脏都有，往往出现在肾实质部位，具有肾囊肿的基本特点，囊内容物为琥珀色或淡黄色澄清透明液体，含有蛋白质，仅有少量红细胞和白细胞，肾囊肿没有合并感染、出血者称其为单纯性囊肿(图 1-48)。

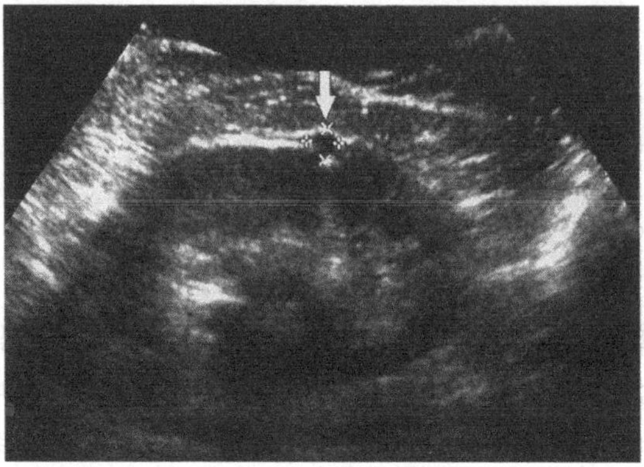

图 1-48 肾小囊肿(→)

2.多发性肾囊肿　肾囊肿常为多发性,多个囊肿或聚在肾脏某一局部,或散在分布于肾脏多个部位,可以在单侧肾脏,也可以在双侧肾脏,其表现为肾内出现多个大小类似或不等的无回声区,呈圆形,或由于囊肿挤压、重叠,囊肿变形、凌乱,颇像多囊肾的声像图,但是多发性肾囊肿的囊肿大小不一,在无囊肿的部位有肾实质回声,此处完全与正常肾相同。

3.感染性肾囊肿　囊肿继发感染后形成,因感染程度不同,声像图有所差别,囊壁有不同程度的增厚,囊腔内回声区可以出现点状、斑状、线状强回声,内容物可以是脓栓、组织碎片、纤维素;若感染轻或治疗后囊内回声减少似单纯性囊肿;若内容物稠厚则囊内出现类似实质性病变的回声。

4.出血性肾囊肿　这种囊肿内部的回声随出血的量和时间的不同有差别,量较少未形成凝血块时则囊内出现散在或密集的点状低或弱回声。变换体位时也有漂流感或漩涡状流动,当囊内多次较大量出血并伴有机化时,则囊内出现不均匀的低回声,类似于实质性的占位病变,超声造影不显示病灶区增强。

5.囊内含胆固醇结晶或胶冻样物的肾囊肿　其内部回声完全不同,

含胆固醇结晶者，无回声区内有大量细小点状强回声，变动体位时，晶粒较轻向上漂浮，而含胶冻样物的囊肿内部呈无回声区，类似单纯性囊肿。

6.肾盂旁囊肿　指肾窦内淋巴囊肿，也包括突入肾窦内生长的肾囊肿，表现在肾集合系统高回声区内出现圆形无回声区，类似肾盏积水，同时这种囊肿可压迫肾盂或肾盏引起肾盂积水。

7.肾盂源性肾囊肿　它是与肾盏相通的肾盏憩室，声像图上为紧贴肾窦回声的圆形无回声区，直径一般为1～2cm，很少大于3cm者，它与肾盏相通的潜在性小腔仅在X线肾盂造影时才能显示。普通超声不能显示。注意此种病变一定不能行囊肿硬化治疗。

8.海绵肾　它是以肾髓质锥体内集合管广泛囊状扩张为特征的先天性疾病，所以又称为肾髓质囊肿，扩张的集合管腔小呈海绵状，内部可有细小结石形成，声像图可见多个强回声团或多房性小的无回声区出现在肾锥体部位，呈扇形排列。

9.钙乳症肾囊肿　肾钙乳为极其细小的含钙性乳状物，出现在肾囊肿无回声区内回声较强，后方伴声影，强回声可随体位改变而移动，这种肾钙乳还可出现在肾盂系统内。

【诊断与鉴别诊断】

1.多囊肾与多发性肾囊肿的鉴别

(1)多囊肾双侧多见，内有多个大小不一、互不相通的无回声区，小的囊肿仅显示为强回声点，而多发性肾囊肿虽然也可有大小不一的囊肿，但一般囊肿数目可数，散在分布。

(2)多囊肾不显示正常肾实质低回声，而多发性肾囊肿则可以显示。

(3)多囊肾的肾脏普遍增大，而多发性肾囊肿则多局限性增大。

2.肾盂旁囊肿、肾盂源性囊肿及肾积水的鉴别　肾盂旁囊肿与肾积水的区别在于前者出现的无回声区不引起肾盂、肾盏分离，可使肾窦回声不对称、受推挤。肾盂源性囊肿出现在肾窦回声外周，随肾盂肾盏内液体量的变化，内径有变化。

3.出血性囊肿与肾肿瘤的鉴别　出血性肾囊肿典型者囊内部回声

呈颗粒状，随体改变呈漩涡状流动，易与肿瘤区别，但如果出血性囊肿呈类实质性回声时，不易与肾肿瘤鉴别。首先要看囊肿内部的光团是否随体位改变而移动，囊壁的回声是否清楚，彩色多普勒内部未见血流信号，超声造影可以显示病灶内是否存在造影剂。如果是肿瘤病变，则显示造影增强；如果是血凝块，则无造影增强表现。必要时需行超声引导穿刺检查。

二、多囊肾

它是一种先天性发育异常病变，有遗传性，其病理改变是双侧肾实质内出现多个潴留性囊肿，大小不等，大者达数厘米，小者仅芝麻、绿豆大甚至更小。临床上患者主要以高血压、腹部包块甚至尿毒症就诊，有时其家族中有多人发病。多囊肾患者约50%可以出现多囊肝，甚至还有多囊脾、多囊胰等。

【声像图表现】

双肾体积明显增大，肾内出现无数个大小不一的无回声区（图1-49），可突向表面使其表面不平。大的囊肿可以是中小囊肿破裂融合形成，中小囊肿不能显示圆形轮廓而代之出现凌乱的液性无回声区，这是因为囊肿太多而超声断层有一定厚度，部分容积效应囊肿重叠造成的伪像，极其小的囊肿由于囊肿直径太小，小于超声分辨率而形成点状强回声伴“彗星尾”征，注意不要把这种小强回声误为肾内小的结石。多囊肾的囊肿密布于整个肾脏，声像图找不到正常的肾实质回声。婴儿型多囊肾囊肿极小，以致超声不易发现多囊而在症状出现后3个月内死亡。

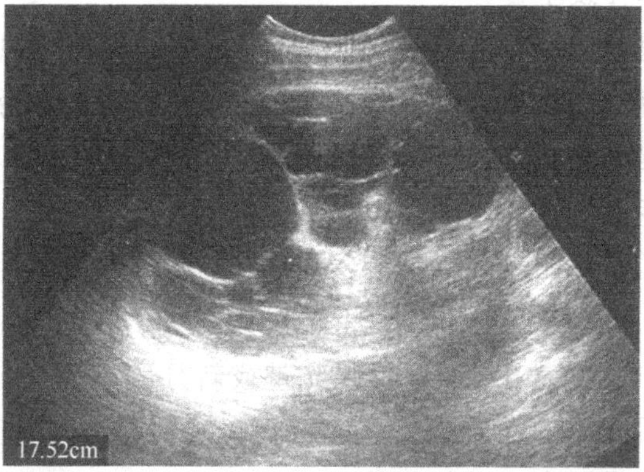

（A）多囊肾

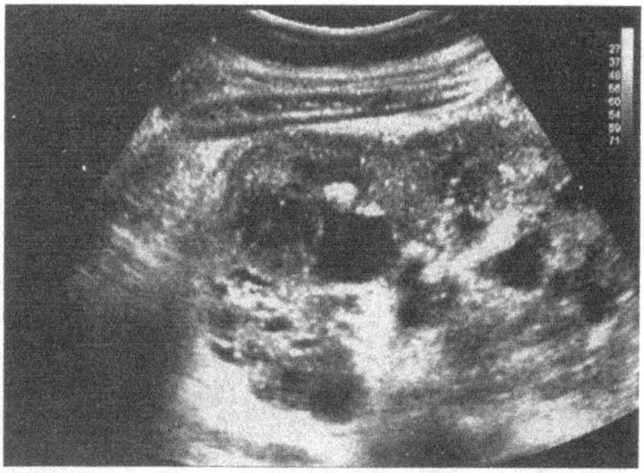

（B）多囊肾伴钙化

图 1-49　多囊肾

三、肾结石

这是泌尿外科的常见疾病，结石的大小、形态不一致，其化学成分也不同，草酸钙结石表面光滑或呈桑葚状，X 线显影最佳；磷酸盐结石表面粗糙，常呈鹿角状往往形成于尿路感染的碱性尿中，X 线显影尚佳；尿酸结石表面光滑或粗糙，X 线显影差；胱氨酸结石、黄嘌呤结石表面光滑、质软,X线不显影。

临床上肾结石患者主要表现为腰痛、血尿。腰痛可以为阵发性剧痛,也可以是隐痛,血尿可以是肉眼血尿或镜下血尿。部分患者还有尿频、尿急、尿痛的症状,是尿道炎症刺激膀胱所致。

【声像图表现】

肾结石的声像图表现概括为:强回声+声影+移动性。结石的强回声大小不一,大者可达数厘米,小者仅数毫米。形态呈圆形强回声光团、光斑或光点,更大者可呈弧形强光带或新月形。回声程度与结石密度和结石前后介质的性质相关,草酸钙、磷酸钙类结石表面光滑,透声性差显示弧形强回声,而尿酸、胱氨酸及黄嘌呤类结石透声性好,可显示结石全貌。

结石的声影比较明显,显示为强光团后方的低回声带,其宽度随结石大小而变,以草酸钙、磷酸钙类结石声影更明显(图1-50)。

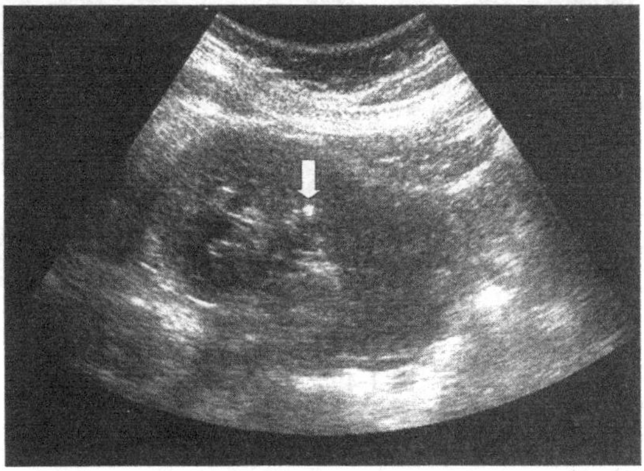

(A)小结石(→)

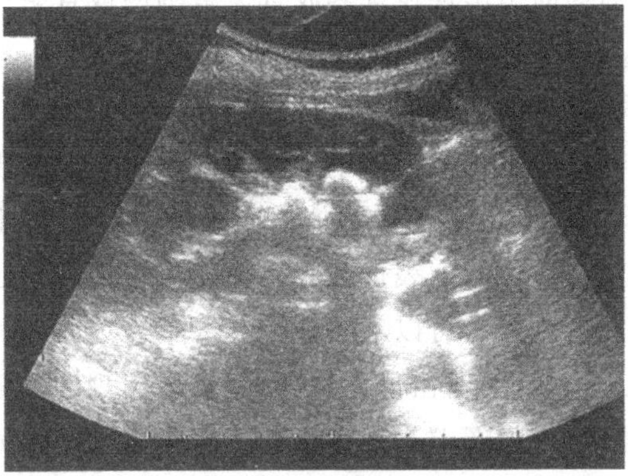

（B）结石伴积液

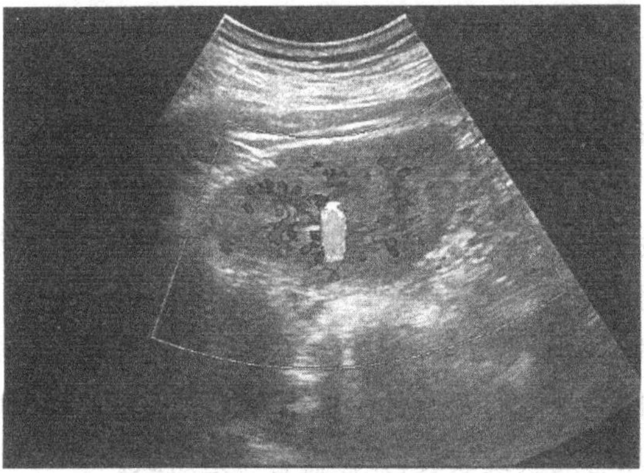

（C）快闪伪像

图 1-50　肾结石

结石的移动性主要与结石的大小及肾内液体的多少有关，当肾内的液体增多、结石相对较小时，随体位改变结石可以移动。

【鉴别诊断】

1.肾内小结石与钙化灶的区别

(1)结石强回声光点或光团呈圆形或椭圆形，长条状或管状回声则非结石。

(2)小结石的声影不明显或较淡，应减小增益后仔细观察。

(3)结石的强回声出现在肾盏或肾盂范围内或肾窦边缘,而肾皮质部强回声多为钙化。

(4)在下极肾盏内的强回声更符合结石。

(5)在肾盏或肾盂少量液体中出现的小强回声多为结石。

2.海绵肾　病变主要是肾锥体内集合管的囊状扩张,内有钙质沉淀形成细小结石,声像图上表现在肾锥体处出现多个类圆形强回声区,呈放射状排列,后方声影可以不明显。

3.肾钙乳　一般出现在肾囊肿内,也可以出现在肾盂内,其细小含钙性物质呈乳状,声像图上表现为囊内或肾盂内细小强回声,后方伴轻度声影,其特点在于它的上部呈水平状,当改变体位后,强回声发生改变,其后它的上部仍呈水平状。

四、肾积水

肾积水为尿路发生梗阻后,尿液自肾脏排出受阻,造成肾盂内压力增高和肾盂肾盏扩张,最终导致肾实质萎缩及肾功能损害。

肾积水常继发于上尿路梗阻性疾病,常见的有肿瘤、结石、炎症、结核、损伤等原因。少数原发性肾积水易见于小儿患者,可以是神经肌肉发育不全、输尿管隔膜或破裂、异位血管压迫所致。

【声像图表现】

1.肾体积增大及形态变化:轻度积水者肾脏形态正常,体积增大不明显,中到重度积水时,肾脏体积增大甚至呈囊状,肾实质明显变薄,有时甚至呈薄膜状。

2.肾窦的改变:表现为肾集合系统光点群分离,其间呈无回声区,后方回声有增强。依积水的程度不同,其分离的程度有不同,轻度者可以呈“＝”、“～”形或手套状、烟斗状,重者肾盏扩张,呈互相连通的无回声区(图 1-51)。

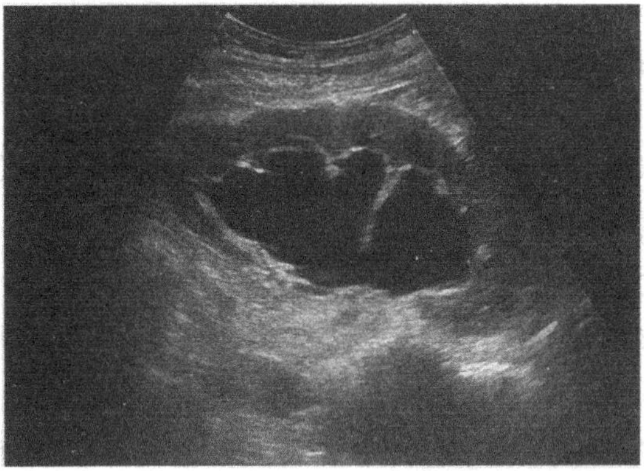

图 1-51　肾积水

3.肾内可见大小不等的结石，肾积水的患者在肾内或肾盂出口或输尿管内往往能够见到结石、肿瘤或其他物质压迫输尿管的改变。

【鉴别诊断】

1.肾窦扩张部分健康人肾窦内可有少量无回声区，宽度在 0.5～1.0cm，常因膀胱高度膨胀，膀胱内高压并向上传递到输尿管及肾盂内，相应提高了肾盂内压力，尿液不能排出。

2.月经期、妊娠期由于早期妊娠孕激素分泌增高，抑制输尿管蠕动，使肾盂内尿液不能排空，晚期妊娠由于增大的子宫压迫输尿管所致。

3.大量饮水或应用利尿药后，一方面尿液产生增多，另一方面输尿管蠕动受抑制，影响尿液的排出。

【临床价值】

超声诊断肾积水方法简便易行、无痛苦，其诊断价值得到临床的公认，不仅能确定积水的程度、病因，而且超声不受肾功能的影响，尤其是对碘过敏或静脉肾盂造影不显影的无功能肾，更显示出了超声诊断的优越性。

五、肾先天性异常

肾脏先天性异常在泌尿系统疾病中比较多见，主要包括数目、形态、位置、结构等的异常。

【肾缺如】

肾缺如又称肾不发育，既可以是单侧的、也可以是双侧的。双侧肾缺如往往在生后不久会死亡。超声检查肾脏不受肾功能的好坏及肾脏大小的影响，声像图表现为：患者肾窝处未显示肾脏，代之由肠管、肝或脾及脂肪组织填充，而健侧肾脏往往有代偿性增大。除肾窝以外还要检查腹膜后区、腹腔内、髂窝处，盆腔内是否能显示患侧肾脏，以防肾异位而漏诊，还要注意先天性肾发育不良呈极其小的实体状，切勿误作肿块。X线静脉肾盂造影、核素γ照相等均不能做出肾缺如诊断。

【异位肾】

它是肾血管的位置异常，使肾在发育过程中不能上升到正常位置而出现于其他部位，常见于髂腰部、盆腔或对侧。

声像图表现：患侧肾区未能显示肾脏图像，而在其他部位如髂窝处、盆腔或对侧肾脏周围等处显示肾脏图像，异位肾脏可以正常大小或发育较差，体积较小甚至有积水。

鉴别诊断：

1.游走肾　游走肾肾蒂较长，往往活动范围大，甚至可到达异位肾的位置，但可以回位到正常肾的位置。

2.孤立肾　孤立肾的诊断一般要首先排除异位肾及游走肾等情况，确实没有患侧肾脏者才能诊断。

【重复肾】

重复肾可以是单侧也可以是双侧，重复肾多数为上下融合在一起，但表面有一分界，呈轻度凹陷，内部集合系统光点群被一横行肾实质分隔成上下两团强回声区（图 1-52），但分别有上下两个输尿管向下引流入膀胱，或异常开口在大阴唇内侧、小阴唇、输精管、前列腺等处。在重复肾中往往上面肾体积小，易合并积水感染，其输尿管开口异位同时伴狭窄。

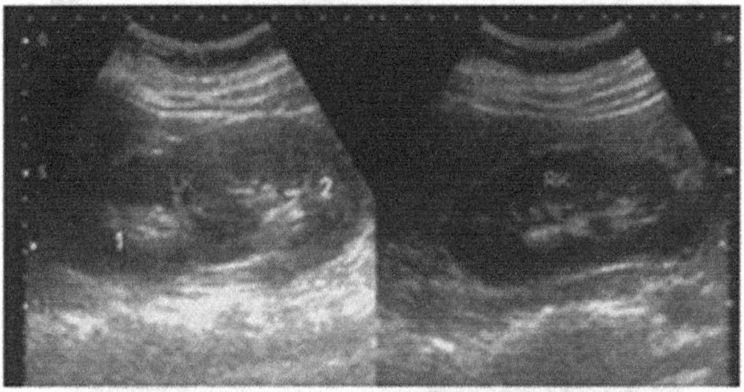

图 1-52　**重复肾**（LK：**左肾**，RK：**右肾**）

左肾重复发生，体积增大，形态失常，右肾大小、形态正常

鉴别诊断：重复肾的诊断需注意与肾外肾盂及局限性肾积水鉴别，重复肾的集合系统分上下两团，往往上部较小，其引流输尿管向下走行并可能异位开口，而肾外肾盂则上、下组肾大盏在肾门外汇合成肾盂，局限性肾积水没有向外引流的输尿管，且往往可以找出梗阻的原因，如肾盂癌或结石。

【融合肾】

融合肾有同侧融合和对侧融合之分，前者是两肾在同侧融合，后者是左右肾从两侧融合在一起。常见的融合肾有："马蹄肾"，是两肾的下极相连；"S"形肾，是一侧肾下极与对侧肾上极呈"S"状相连；团块肾，是两侧肾脏融合在一起呈团块状（图 1-53）。

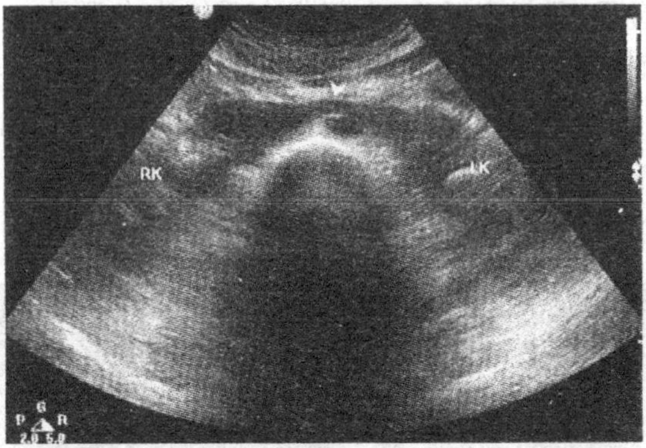

(A)融合肾横切面

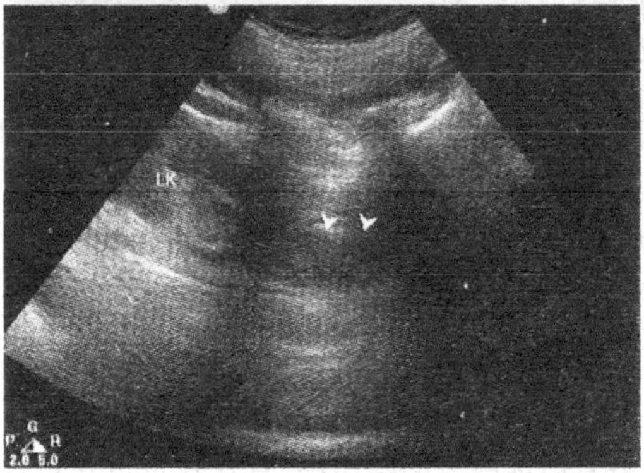

(B)融合肾纵切面

图 1-53　**融合肾**

肾旋转不良指的是患侧肾门并未对向内侧，此时肾门可以向前、向后甚至向外，旋转不良的肾脏，输尿管受压，角度异常，肾盂引流不畅，易并发感染、结石和积水等。

新生儿肾脏可以呈分叶状，以后会逐渐变平，但也有到成年后仍保留分叶状者，往往见于左肾下极，表面某处不平，呈轻度隆起，宛如肿瘤状，但声像图显示肾实质回声均匀，未见占位性表现，集合系统未见受压，肾内结构正常。

六、肾下垂

正常人呼吸运动或改变体位时，肾脏有肾筋膜、脂肪及腹肌的支持，其上下移动不超过一个椎体，肾下垂常见于身体瘦长型的女性，常见症状为腰部酸痛，少数还可有腹胀、恶心、血尿、便秘等症状。声像图表现如下：

1.站立位：正常肾下极距髂嵴连线 2～4cm，呼吸活动时肾下极移动范围不超过 3cm，若站立位时肾下极低于髂嵴连线，便可判定为肾下垂。

2.一般身材站立位肾下极多在脐水平线以上，肾下极低于此水平者可以判定为肾下垂，但遇到腹壁松弛下垂、腹水等情况时不适用。

3.站立位与卧位时肾脏上下活动超过 3cm 时可以判定肾下垂。

第二章 超声引导穿刺活检

第一节 肝穿刺活检

近年来，由于高分辨率超声仪器的使用及穿刺针具的改进，尤其是自动活检枪的应用，使穿刺组织学活检的有效性和安全性显著提高。此外，众多的研究表明在对肝脏肿瘤的诊断水平方面，组织学活检明显优于细胞学活检。因此，超声引导下肝组织学活检的应用越来越普遍，而细针抽吸细胞学检查的应用逐渐减少。

超声引导下经皮肝穿刺活检是在局部麻醉下利用活检装置自动切割或抽吸式穿刺肝脏，获取少量肝组织进行病理学和免疫组织化学等检查的一种操作技术，是各种肝实质病变最可靠的诊断方法之一，具有适应证广、损伤小、操作简单和检查结果迅速可靠等特点。肝组织病理学检查在肝疾病的诊断、分类及预后判定上占有重要的地位，是明确诊断、评估疾病程度及判定治疗效果的重要依据。

【目的】

1.明确肝局灶性病变的性质、病理类型及分化程度。

2.鉴别肿瘤为原发性或继发性。

3.了解肝组织损害程度，明确肝损害的病因。

4.评估慢性乙型肝炎的炎症分级及纤维化程度分期。

5.指导临床合理治疗及判定疗效。

6.评价射频、微波等各种微创治疗的疗效。

【适应证】

超声引导下经皮穿刺活检一般适用于超声可见的肝占位性病变或肝弥漫性病变，以下情况尤为适用。

1.各种影像学检查诊断不一致的肝内占位性病变。

2.临床表现和检查结果不一致的肝内占位性病变。

3.肝硬化背景下的不能排除恶性的结节性病变。

4.需要病理组织结果指导消融后续治疗的肝内占位病变。

5.需要病理组织结果指导化疗的肝内占位性病变。

6.原发灶不明的肝内转移性占位性病变。

7.可长期追踪但影像学检查不能确诊的良性病灶。

8.肝弥漫性病变需明确组织病理学诊断者。

9.慢性肝炎肝纤维化程度的动态监测。

10.原因不明的黄疸且已排除肝外胆道梗阻者。

11.各种治疗前需明确诊断者。

12.手术未取活检或活检失败者。

13.恶性肿瘤治疗的疗效评估。

14.肝移植后不明原因的肝功能损害。

【禁忌证】

1.一般情况差，不能耐受穿刺，呼吸无法配合者。

2.有明显出血倾向及凝血功能障碍者。

3.严重肝硬化及大量腹水者。

4.位于肝脏表面、穿刺路径上没有正常肝组织的病变。

5.胆系或膈肌周围感染等，穿刺后易发生继发感染者。

6.肿瘤内血管丰富，或肿瘤组织邻近大血管，穿刺难以避开者。

7.严重肝外阻塞性黄疸者。

【术前准备】

1.患者准备

(1)检查血常规、凝血功能及血型，必要时查心电图。对有明显出血倾向及凝血功能障碍的患者应予术前对症或预防性处理。

(2)患者需禁饮食4h以上。

(3)询问有无抗凝血药物使用史和药物过敏史，服用抗凝药物的患者，停用抗凝药物3～5d。

(4)症状较重的咳喘患者应在症状缓解后再行穿刺。

(5)向患者说明穿刺过程，取得患者配合。

(6)术前常规签署知情同意书。

2.器械准备

(1)选用可供导向穿刺的探头或导向器。

(2)无菌活检装置，包括活检枪及活检针等。

(3)承载标本的滤纸纸片和标本盒。

(4)无菌穿刺包和探头无菌隔离套。

3.预备药品　常规抢救药品、麻醉药物、抗过敏药物、止血药物等。

【操作方法】

1.病人一般取仰卧位，常规扫查整个肝区，观察病灶的数量、大小、位置、形态、边界、内部回声、肿块内部及周边血流等情况。

2.选择穿刺病灶，避开血管、肠管、胆管、胆囊、膈肌等重要器官，选择进针点及穿刺路径。

3.患者取最佳体位，充分暴露肝区。常规消毒、铺巾，用无菌塑料套包住探头后再次确定进针点及穿刺路径，利多卡因局麻至肝被膜。

4.进针时嘱患者屏气配合，当观察到穿刺针到达病灶边缘时，触发扳机，仔细观察穿刺针所在位置后退针，可选取肿块不同区域进行2～3次穿刺取材，观察针槽内组织的颜色、质地和长度，大致判断所取组织是否满意，把标本和纸片放入95%乙醇溶液或甲醛溶液固定后送病理检查。对弥漫性肝损害，刺入一段肝组织后，启动穿刺针取材。

5.取材次数一般不超过3次。每次取材，应对活检针清洁处理，防止针道种植。

6.穿刺后适当压迫穿刺部位，观察生命体征等30min以上，超声确认穿刺部位肝脏无出血后可轮椅或平车送回病房。嘱患者平卧 4h 以上。

【注意事项】

1.严格掌握适应证与禁忌证。

2.穿刺前检查活检装置和引导器的配套情况。

3.注意穿刺进针方向与引导线有无误差。

4.术前训练患者屏气，以便配合。

5.进针前全面了解病灶内部及周围血管、胆管的走行，选择合适的穿刺路径和通道，以防止出血等并发症的发生。

6.嘱患者放松，使身体呈舒适状态。由于患者呼吸易造成病灶移动，甚至划伤肝包膜或其他脏器，故确定患者完全屏气后方可进针。

7.对于混合性及已发生囊性变的较大肿瘤应多方向、多部位、周边取材，取材要有足够的代表性，以免取材组织为坏死组织而影响诊断。

8.尽量选取带有少量正常组织的穿刺通道，操作迅速，减少针道种植转移的发生。

9.调整穿刺针角度时不能在肝表面进行，以避免划破肝被膜而引起出血。

10.对可疑为非均匀性脂肪肝的病灶，应不仅对局限性低回声区取材，也要对外周高回声区取材，以免因取材差异而造成诊断不准确。

11.术后嘱患者卧床休息 4h 以上，并监测生命体征，避免因过早活动而造成穿刺点出血。

12.选择合适的穿刺针，通常情况下，穿刺针内径粗者，所取标本满意。肝占位性病变首选 18G 活检针。

13.超声造影引导可提高穿刺活检阳性率。

【不良反应和并发症预防】

主要并发症包括疼痛、出血、气胸、血胸、胆汁性腹膜炎、腹腔脏器损伤、皮下气肿、菌血症、脓肿、针道转移等。

1.*局部疼痛*　最常见，但较轻微。术前详细向患者解释穿刺步骤，可缓解其紧张情绪，减少疼痛的发生。在穿刺前对穿刺路径上各层次做充分的浸润麻醉，以避免疼痛。

2.出血　占全部并发症的50%以上，但严重出血者少见。合理选择穿刺适应证、穿刺路径和取材靶区，是降低出血风险的有效措施。对于有出血倾向者尽可能避免使用18G或以上穿刺针，并减少穿刺次数。避免直接穿刺位于肝表面的病变，途经正常肝组织穿刺等措施可减少出血的发生。在进针和退针瞬间，病人应屏气以防止针尖划破肝表面。多次取材时，禁忌在同一穿刺点附近反复穿刺活检。穿刺时用彩色多普勒引导以避开肝内大血管、异常血管及较表浅的血管，可减少出血的发生。用Tru-cut粗针活检后可先将针芯取出，在退出针鞘前，向针鞘内灌注12.5%孟氏液或推注明胶海绵微粒及其他止血药，以封堵针道防止出血。

3.感染　探头及穿刺针等要严格消毒。穿刺过程应遵循无菌原则，通常可以避免。

4.腹腔脏器损伤　超声引导下的穿刺活检术，可能会误伤肝内血管、胆管或肝外器官，而引起胆汁漏、气胸等并发症。术前应选择最佳的体位、进针角度和深度，术中清晰显示穿刺针的行进路径，尽量减少不必要的穿刺进针次数，以防止腹腔脏器的损伤。

5.针道种植　选择较短的射程、最短的穿刺距离、较少的穿刺次数，在满足诊断需要的前提下，活检针外径的选择应遵循“宁细勿粗”的原则，降低针道种植的概率。对于可切除的肿瘤，应将穿刺径路置于手术可切除的肝段内。应用引导针，也可以减少针道种植的发生。

【穿刺活检后的护理】

超声介入术后要注意监测患者血压、脉搏、呼吸等生命体征，及时发现并发症。并发症约60%发生于术后最初2h内，80%发生于4h内。

【术后记录内容和要求】

1.基本信息　患者的姓名、性别、年龄、门诊号/住院号和床号、超声检查号、申请科室、检查部位、申请目的、仪器和探头型号和术前诊断。

2.图像部分 采集的图像最好3张以上，包括标有肿物大小测量值的二维声像图、彩色多普勒(CDFI)声像图、穿刺针及其针道的声像图、术后复查的图像。

3.文字描述

(1)施行手术名称：超声引导下肝穿刺活检术。

(2)一般情况：穿刺体位，穿刺前的准备程序，如常规消毒、铺巾，局部麻醉。包括靶肿瘤位置、大小、形态、边界、内部回声、血供情况。

(3)穿刺过程：包括引导方法、穿刺针规格、进针次数、取出组织长度、数量及大体病理表现、标本的保存和处理方式、压迫穿刺点方法和时间等。

(4)术后复查：15～20min后超声检查有无术后出血。

(5)结果评估：手术过程和结果的总体评价，记录生命体征是否平稳，术后有无不适及并发症，描述病人离开诊室时的一般情况。

(6)术后注意事项：术后压迫止血15min，卧床休息8h、少量进食、保持伤口干燥3d，禁止剧烈运动1周。告知可能并发症，如有异常，及时随诊。

4.署名 包括医师签名、操作日期和时间、记录者姓名等。

第二节 肾穿刺活检

一、肾弥漫性病变

肾弥漫性病变主要是指累及双侧肾小球的各种疾病，多有相似临床表现，如血尿、蛋白尿、高血压等，但病因、发病机制、病理改变、病程和预后均不同的一组病变，可分原发性、继发性和遗传性肾小球病。肾活检病理学诊断现已成为肾疾病临床诊断和研究必不可缺的手段，使肾小球疾病从临床诊断提高到组织病理学诊断的新水平，为治疗方案的选择及预后评估提供重要依据。目前，肾活检最常用的方法为超声引导下经皮穿刺活检。

【目的】

超声引导下经皮肾穿刺活检是获取肾组织的主要手段，对获取的组织进行病理学诊断确定疾病病理学类型，对选择针对性治疗方案及判断预后有重要意义。

【适应证】

1.原发性肾病综合征。

2.肾小球肾炎导致快速进展的肾衰竭。

3.累及肾的全身性免疫性疾病，伴有蛋白尿、异常的尿沉渣或肾衰竭。

4.病因不明的肾小球性蛋白尿，伴异常的尿沉渣或持续性蛋白尿。

5.持续性或复发性肾小球性血尿。

6.高血压伴肾功能损害原因不明者。

7.肾炎、肾病的鉴别和分型。

8.鉴别肾移植排斥反应、环孢素毒性、原有肾疾病复发或新的肾病变、原因不明的肾功能减退。

9.原因不明的急性肾衰竭少尿期，伴蛋白尿，小球性蛋白尿，肾大小正常且无梗阻因素时。

10.累及肾的系统性疾病，如红斑狼疮、结节性动脉周围炎等。

11.其他可能有意义的适应证包括：①单纯性小球性蛋白尿>1.0g/24h，但尿沉渣正常；②缓慢进展的肾小管间质疾病；③肾大小正常的病因不清的肾衰竭；④疑为遗传性家族性的肾小球疾病；⑤糖尿病肾病。

【禁忌证】

1.各种原因的凝血功能障碍均属禁忌，必须纠正后才可施行肾穿刺活检，以免术后出血不止。

2.高血压是肾炎和肾病的常见症状，对严重高血压患者，肾活检前应控制血压。

3.孤立肾或另一侧肾功能丧失者虽非绝对禁忌,但肾穿刺活检后,有时会出现氮质血症或尿毒症。

4.萎缩性小肾由于肾组织萎缩,结构不清,取材肾皮质甚薄,不易取得所需组织,活检不易做出鉴别。

5.多囊肾。

6.大量腹水、肾周积液、全身多脏器衰竭、妊娠等。

7.神志不清,不能配合操作者。

【术前准备】

1.*实验室检查* 患者知情同意后,检查血常规、凝血功能和肾功能,排除凝血机制障碍;尿常规,怀疑有尿路感染时应行中段尿细菌培养。

2.*患者准备* 训练患者呼吸屏气动作。有严重高血压时先控制血压。接受透析的患者穿刺前后3d暂时停用抗凝血药物。

3.*器械选择* 自动穿刺活检枪和一次性穿刺活检针,一般成人选用16G活检针,儿童可用18G活检针。也可采用一次性自动弹射活检枪。加压包扎用的腹带。

4.*超声检查及定位* 了解双侧肾大小及肾内结构,排除穿刺活检禁忌,测量肾实质厚度、肾下极至皮肤的距离。

【操作方法】

1.患者取俯卧位,腹部肾区垫平枕,使背部弓起,肾脏紧贴腹壁,避免穿刺时肾滑动移位。肾穿刺活检一般先选右肾,穿刺点选在肾下极实质较宽厚处并避开肾窦回声,确定穿刺点及穿刺路径后,做好体表标志。

2.常规消毒、铺巾,2%利多卡因做穿刺点浸润局麻,之后用尖刀切皮。

3.嘱患者屏气,超声引导活检枪配16G活检针沿穿刺引导线经腹壁及肾周脂肪囊后快速刺入浅层肾实质内,激发活检枪后立即拔针即可，一般穿刺 2～3 针。穿刺过程可在两人配合下或一人左右手配合下完成，两人配合者，一人负责定位和固定探头，另一人进行穿刺活检。一人操作者，左、右手分司上述两人职责。

4.穿刺完毕后，穿刺点乙醇消毒，加压包扎，可用腹带包扎腰腹部，平卧休息 24h。术后严密观察血压、脉搏和尿液性状等。有肉眼血尿时，应延长卧床时间，一般在 24～72h 内肉眼血尿可消失。

5.将穿刺标本分为 3 等份，分别送光镜(甲醛固定)、免疫荧光(生理盐水处理)、电镜检查(戊二醛固定)，送检标本需冷藏。

【注意事项】

1.穿刺部位的选择与穿刺成功率和并发症的发生有密切关系。穿刺点应选择在肾下极无肾窦回声部位，该处肾实质宽厚且无大的血管，容易取到较多肾小球组织。穿刺点过高，达到肾窦区会造成标本长度不够，含髓质多而皮质少，且易损伤肾盏，发生大量血尿或持续血尿；穿刺点过低，接近肾边缘容易导致穿刺失败。此外，穿刺深度不要过深，针尖达肾脏前缘为宜。

2.术后患者保持平卧 24h，密切观察生命体征、腹部情况及尿液性状等。适当多饮水，对 24h 后仍有肉眼血尿者应当继续卧床休息 3d，在 1 周内应少活动，3 个月内不剧烈活动和进行体力劳动。

【不良反应和并发症预防】

1.*疼痛*　少数患者在活检部位有轻微的钝痛，一般 2～5d 消失，如疼痛长期持续存在应予关注，需排除肾周血肿或血肿机化牵拉邻近组织所致。

2.*感染*　感染并不常见，只要严格遵守无菌操作，一般可以预防，对出现感染症状者应进行抗生素治疗。

3.*血尿*　血尿是肾穿刺活检的主要并发症，由于穿刺针直接穿刺肾组织，穿刺后几乎所有患者都有镜下血尿，可持续数小时至 2d 左右，肉眼血尿早年发生率较高，近年来由于活检器具及技术改进已呈明显下降趋势。穿刺时，尽量避开集合系统，在下极肾实质穿刺，术后多饮水，均可减少血尿的发生。

4.出血 包括穿刺点出血、肾被膜下出血及血肿形成，穿刺针划伤肾被膜是造成肾被膜下血肿的重要因素，肾周围血肿发生率为1%左右，与操作者技术熟练程度及患者配合不充分有关，另外与穿刺部位的选择有关，如切割肾脏包膜可导致出血。

5.动静脉瘘 肾活检穿刺术后的动静脉瘘多发生在3级分支以下，大多数没有临床症状，无症状者多可自行愈合，少数未能自愈者伴有长期肉眼血尿。穿刺后在肾区出现杂音者应警惕此并发症。缺乏影像引导、穿刺技术不良及适应证选择不当是其主要原因，目前已很少见。穿刺后彩色多普勒超声检查能早期发现动静脉瘘形成。

6.肾撕裂伤 多由于穿刺时患者剧烈咳嗽导致，患者的配合、术前训练十分重要。

7.损伤其他脏器 常由盲目穿刺、引导不准确或穿刺过程中穿刺针偏离引导线导致。

【术后记录内容和要求】

1.基本信息 患者的姓名、性别、年龄、门诊号/住院号和床号、超声检查号、申请科室、检查部位、申请目的、仪器和探头型号和术前诊断。

2.图像部分 采集的图像最好3张以上，包括显示穿刺切面的二维声像图、CDFI声像图、穿刺针及其针道声像图、术后复查的图像。

3.文字描述

(1)施行手术名称：超声引导下肾脏穿刺活检术。

(2)一般情况：穿刺体位，穿刺前的准备程序，如常规消毒、铺巾，局部麻醉。包括术前双肾位置、大小、边界、回声、血供情况。

(3)穿刺过程：包括引导方法、穿刺部位、穿刺针规格、进针次数、取出组织长度、数量及大体病理表现、标本的保存和处理方式，压迫穿刺点方法和时间。

(4)术后复查：穿刺后15～20min超声检查术后有无出血。

(5)结果评估:手术过程和结果的总体评价,记录生命体征是否平稳,术后有无不适及并发症,描写患者离开诊室时的一般情况。

(6)术后注意事项:术后立即压迫止血15min,必要时腹带压迫止血2h,术后卧床休息24h、少量进食、保持伤口干燥3d,禁止剧烈运动和体力劳动1周。告知可能的并发症,如有异常,及时随诊。

4.署名 包括医师签名、操作日期和时间、记录者姓名等。

二、肾占位性病变

【目的】

获取肾脏占位性病变组织进行病理学诊断可明确疾病性质,为制订治疗方案及判断预后提供依据。

【适应证】

1.肾实性占位性病变的诊断和鉴别诊断。

2.较大的不能手术切除的肾肿瘤或患者不愿手术的肾肿瘤,进行穿刺活检以明确病理类型。

3.既往其他部位有恶性肿瘤病史,发现肾占位性病变,需排除转移瘤者。

4.肾外淋巴瘤或者怀疑肾肿瘤为淋巴瘤者。

5.原发灶不明的肾转移瘤。

【禁忌证】

1.各种原因引起的凝血功能障碍均属禁忌,必须纠正后才可施行肾穿刺活检,以免术后大出血。

2.大量腹水、肾周积液、全身多脏器衰竭、妊娠等。

3.精神病或不能配合操作者。

4.能够确诊的肾癌或交界性肿瘤病变。

【术前准备】

1.术前检查 术前查血、尿常规及凝血功能,超声检查确定穿刺点及穿刺路径，做好体表标志，签署手术知情同意书。

2.仪器及器械　彩色多普勒超声仪，3.5MHz 低频探头，穿刺引导架；组织学活检多使用可调式活检枪，配套活检针 18G（弹射距离 15～22mm），也可用一次性自动弹射活检枪。

【操作方法】

1.患者采取俯卧位，常规消毒、铺巾、局麻、尖刀切皮。超声引导活检枪配 18G 活检针沿穿刺引导线将穿刺针经过一段正常肾组织快速进入肾肿瘤表面，嘱患者屏气，激发活检枪后立即拔针，一般穿刺 2～3 针。

2.标本送组织学和细胞学检查。

3.术后加压包扎，平卧休息 24h。术后观察血压、脉搏和尿液性状变化等。

【注意事项】

1.严格选择适应证，对于能够确诊的肾恶性肿瘤应避免穿刺活检。

2.进针时，患者屏气。穿刺应经过一段正常肾组织，避免损伤肾包膜及肾内大血管；穿刺途径避开大的血管及集合系统。

3.穿刺部位选取肿块内实性部分有血供的区域并避开大血管分支。

4.超声引导下 18G 粗针活检与细针针吸活检同样安全，但细针细胞学获得组织较少，常不能满足病理诊断需要，18G 以上粗针组织学活检阳性率高于细针抽吸活检，因此，目前多行 18G 粗针穿刺活检。

5.术后可出现血尿，大多 12h 内能消失，但若血尿超过 12h 应怀疑集合系统损伤。穿刺时须用彩色多普勒超声引导，进针路径避开大血管，避免穿刺针进入集合系统。

【不良反应和并发症预防】

超声引导下肾肿瘤穿刺活检术通常较安全，并发症发生率较低，常见并发症主要包括术后局部疼痛、出血等，但亦有穿刺活检后形成气胸及损伤腹腔内脏器的报道，针道种植虽然少见，但也应引起临床的注意。

1.出血　是最常见的并发症，多为肾周少量出血，大量出血少见。粗针活检出血概率高于细针活检。少量出血时，多数患者无临床症状，多能自行吸收。

2.血尿　多有术后镜下血尿，肉眼血尿并不多见，发生率为5%～7%，与集合系统穿刺损伤有关，大多能够自行缓解，如血尿持续存在，首先应排除由动静脉瘘所致。

3.针道种植　肾肿瘤经皮活检有可能发生针道种植，粗针、细针活检后都有针道种植的发生，但发生率很低。

4.气胸　双肺下叶后段可随着吸气而降低，患者俯卧位穿刺肾上极的肿瘤时，有刺伤肺造成气胸的可能，但在超声引导下很少发生。改变患者体位，侧卧位穿刺或者在呼气末进针，有助于减少或避开病灶前方的肺组织。

【术后记录内容和要求】

1.基本信息　患者的姓名、性别、年龄、门诊号/住院号和床号、超声检查号、申请科室、检查部位、申请目的、仪器和探头型号和术前诊断。

2.图像部分　采集的图像最好3张以上，包括显示穿刺肿物切面的二维声像图、CDFI声像图、穿刺针及其针道声像图、术后复查的图像。

3.文字描述

(1)施行手术名称：超声引导下肾脏肿物穿刺活检术。

(2)一般情况：穿刺体位，穿刺前的准备程序，如常规消毒、铺巾，局部麻醉。包括病变位置、大小、形态、边界、内部回声、血供情况。

(3)穿刺过程：包括引导方法、穿刺针规格、进针次数、取出组织长度、数量及大体病理表现、标本的保存和处理方式，压迫穿刺点方法和时间等。

(4)术后复查：15～20min后超声检查术后有无出血。

(5)结果评估：手术过程和结果的总体评价，记录生命体征是否平稳，术后有无不适及并发症，描写患者离开诊室时的一般情况。

(6)术后注意事项：术后立即压迫止血 15min，必要时腹带压迫止血 2h，术后卧床休息 24h，少量进食、保持伤口干燥 3d，禁止剧烈运动和体力劳动 1 周。告知可能并发症，如有异常，及时随诊。

4.署名　包括医师签名、操作日期和时间、记录者姓名。

第三节　超声引导下乳房穿刺活检

乳房疾病日益增多，尤其是乳房实质性病变已成为影响女性健康和生活的主要疾病，而乳房实质性肿块的良恶性、恶性肿瘤的分化程度等直接关系到外科手术方式的选择，进而影响术后女性的整体美观。因此，术前明确诊断尤为重要。超声引导下的乳房穿刺活检因其定位准确、可动态观察穿刺针与肿块的位置而得到广泛应用。

【目的】

1.超声引导下乳房实质性病变经皮穿刺抽吸细胞学检查和组织学检查。

2.鉴别乳房肿块良恶性，为临床确定治疗方案提供依据。

3.为不可触及的乳房病变(NPBL)做术前定位。

一、超声引导下乳房粗针及麦默通穿刺活检

【适应证】

1.乳房较大实质性肿块，临床怀疑恶性。

2.对血流较丰富的肿块尤其适合，可以避开较大血管穿刺活检。

3.不适宜接触 X 线的患者。

【禁忌证】

1.绝对禁忌证　①有明显出血倾向及凝血功能障碍的患者；②有严重高血压、糖尿病的患者；③患有精神疾病不能配合诊疗的患者；④体质极度虚弱不耐受穿刺者；⑤怀疑为乳房血管瘤的患者。

2.相对禁忌证 ①乳房内置有假体(如为麦默通旋切则为绝对禁忌证);②女性月经期间;③女性妊娠期间;④可疑炎性乳腺癌;⑤局部皮肤感染。

【术前准备】

1.术前查凝血功能、血常规等。

2.术前1d清洁身体。

3.术前与患者及家属交代病情,并测血压,详细告知术中术后可能出现的并发症和处理方法,签署知情同意书。

4.备齐急救药品及用物。

5.穿刺用品包括无菌穿刺包、无菌手套、2%利多卡因、标本固定液、穿刺针(16G、18G或麦默通)等。

【操作方法】

1.嘱患者仰卧位或侧卧位,以患者感觉舒适及肿块位置相对较为固定为宜,充分暴露双侧乳房。

2.先用探头对肿块及周围进行仔细检查并存图备案;测量肿块大小,观察肿块活动度,检查血流信号,选择穿刺入路(尽量避开血管及重要脏器组织结构)。

3.打开穿刺包,戴无菌手套,常规消毒、铺巾。

4.于探头处涂抹耦合剂后用无菌隔离套包好探头备用,再次确认穿刺入路。

5.用2%利多卡因行局部麻醉(注意勿将麻药注射入血管)。

6.根据肿块大小及进针路径调整针槽长度备用(防止刺入肿瘤外部);操作者一只手固定超声探头,确定避开血管及重要组织结构后,另一只手持穿刺针沿着扫描平面斜行插入,刺入肿瘤、选好位置后,击发穿刺枪、迅速退针,用纱布按压止血,此过程应实时超声观察并记录。

7.推出针槽内组织,放入甲醛溶液固定液,重复取材2～4条组织,送病理检查。

8.穿刺结束后,穿刺点消毒、按压止血,观察患者有无不适;如为麦默通旋切术后，须先对旋切区沿针道进行挤压，把旋切区的积血挤出，然后进行加压包扎。

【注意事项和并发症】

1.术中注意事项

(1)严格无菌操作，穿刺部位遵循就近及美观原则。

(2)穿刺时活检针尽量呈倾斜状态，避免损伤周围组织；尽量使用同一个进针通道来进行肿块的多方位穿刺，以避免针道播散，如有必要可用开皮小刀片对穿刺点先切一小口。

(3)取样要包括肿块组织及周围的正常乳房组织。

(4)如为多个肿块活检，或者双侧乳房活检，则先穿(切)良性可能性大或者已确诊为良性的，避免随针种植转移(多发乳房肿块活检最好一个肿块使用一根针)。

(5)术中随时注意压迫止血。

(6)如果肿块靠近皮下或贴近胸壁时，建议穿刺点局麻后用生理盐水加极少量肾上腺素对肿块周边进行注射，一方面可以分离肿块与周边组织，另一方面可以使周边血管收缩，减少术中出血。

2.术后注意事项

(1)压迫止血：穿刺后穿刺点用无菌碘酊烧灼，然后用无菌纱布加压5～10min，注意观察伤口有无血性渗出，如有渗出，在无菌条件下及时更换纱布，并加压。

(2)预防感染：由于创伤小，只需在穿刺过程中严格执行无菌操作，一般无须服用抗生素，穿刺后当天忌洗澡，避免穿刺点感染。

(3)一般护理：术后观察患者生命体征30min，如无异常，门诊病人回家前留下电话，以便随访，住院病人回病房后继续观察生命体征6h，术后病人往往感觉穿刺点局部疼痛，一般较轻微，不需要特殊的处理，对痛觉敏感的患者可适当给予止痛药。

3.早期并发症

(1)疼痛、感染、发热、出血等,尤以出血最常见。

(2)气胸、胸膜反应、呼吸急速、呼吸困难、迷走反射、休克等麻醉意外。

(3)血压波动明显、心率变化、心律失常、心搏骤停。

(4)血管、神经及邻近组织器官损伤。

(5)其他。

4.晚期并发症

(1)伤口愈合延迟或不愈合。

(2)肿瘤针道转移。

(3)肿瘤破裂、内出血等须转外科行急诊手术。

(4)乳腺导管损伤,引起乳汁分泌不畅。

(5)其他。

【术后记录内容和要求】

1.基本信息　患者的姓名、性别、年龄、门诊号/住院号和床号、超声检查号、申请科室、检查部位、申请目的、仪器和探头型号和术前诊断。

2.图像部分　采集的图像最好3张以上,包括显示左右侧体表标志的穿刺肿物切面的二维声像图、CDFI声像图、穿刺针及其针道声像图、术后复查的图像。

3.文字描述

(1)施行手术名称:超声引导下乳腺粗针或麦默通肿物穿刺活检术。

(2)一般情况:穿刺体位,穿刺前的准备程序,如常规消毒、铺巾,局部麻醉。包括穿刺哪侧乳房、肿物的时钟位置和与乳头的距离、深度、大小、形态、边界、内部回声、血供情况。

(3)穿刺过程:包括引导方法、穿刺针规格、进针次数、取出组织长度、数量及大体病理表现、标本的保存和处理方式,压迫穿刺点方法和时间等。

(4)术后复查:15～20min后超声检查术后有无出血。

(5)结果评估:手术过程和结果的总体评价,记录生命体征是否平稳,术后有无不适及并发症,描写患者离开诊室时的一般情况。

(6)术后注意事项:术后压迫止血15min,麦默通活检时需绷带压迫止血24h,术后卧床休息12～24h、普通进食、保持伤口干燥3d,禁止剧烈运动和体力劳动1周。告知可能的并发症,如有异常,及时随诊。

4.署名　包括医师签名、操作日期和时间、记录者姓名。

二、超声引导下乳房细针穿刺活检

【适应证】

1.乳房实质性肿块较小,不易触及,可疑恶性病变。

2.位置较为表浅的肿块。

3.不适宜接触X线的患者。

【禁忌证】

1.绝对禁忌证　①有严重出血倾向及凝血功能障碍的患者;②有严重高血压、糖尿病的患者;③患有精神疾病不能配合诊疗的患者;④体质极度虚弱不耐受穿刺者;⑤怀疑为血管瘤的患者。

2.相对禁忌证　①女性月经期间;②乳房急性炎症期;③可疑炎性乳腺癌;④局部皮肤感染。

【术前准备】

1.术前查出凝血功能、血常规、传染病四项[乙肝病毒表面抗原(HBsAg)、丙肝病毒抗体(抗-HCV)、人类免疫缺陷病毒HIV1+2型抗体(抗-HIV)、梅毒螺旋体抗体(抗-TP)]等,测量血压。

2.术前与病人及家属交代病情,详细告知术中术后可能出现的并发症和处理方式,并签署知情同意书。

3.术前一天清洁身体。

4.备齐急救药品及用物。

5.穿刺用品包括无菌穿刺包、无菌手套、2%利多卡因、标本固定液、21G穿刺针等应备齐。

【操作方法】

1.嘱患者仰卧位或侧卧位，以患者感觉舒适为宜，充分暴露双侧乳房。

2.穿刺点及穿刺入路选择：先用穿刺用探头对肿块及周围进行仔细检查并记录备案。测量肿块大小，观察肿块活动度，检查血流信号，选择穿刺入路(尽量避开血管及重要组织结构)。

3.术者打开穿刺包，戴无菌手套，常规消毒、铺巾。

4.探头处涂抹耦合剂后用医用手术薄膜套包好探头备用，再次确认穿刺入路。

5.确定好进针路径后，用2%利多卡因行局部麻醉(注意勿将麻药注射入血管)。

6.等针尖刺入肿物后抽吸负压2ml，反复提插数次，放掉负压后拔针，将吸出物推出置于载玻片上，涂片2张，立即放入95%乙醇固定，常规HE染色，显微镜下观察。

7.穿刺结束后，穿刺点消毒、按压止血，观察患者有无不适。

【注意事项和并发症】

1.术中注意事项

(1)严格无菌操作。

(2)穿刺时活检针尽量呈倾斜状态，避免损伤周围组织；尽量使用同一个进针通道来进行肿块的多方位穿刺，以避免针道播散。

(3)取样要包括肿块组织及周围的正常组织。

(4)术中随时注意压迫止血。

2.术后注意事项

(1)压迫止血：穿刺后穿刺点用无菌碘酊烧灼，然后用无菌纱布加压5～10min，注意观察伤口有无血性渗出，如有渗出，在无菌条件下及时更换纱布，并加压。

(2)预防感染：由于创伤小，只需在穿刺过程中严格执行无菌操作技术，一般无须服用抗生素，穿刺后当天忌洗澡，避免穿刺点感染。

(3)一般护理：术后观察患者生命体征30min，如无异常，门诊病人回家前留下电话，以便随访。住院患者回病房后继续观察生命体征6h，术后患者往往感觉穿刺点局部疼痛，一般较轻微，不需要特殊的处理，对痛觉敏感的患者可适当给予止痛药。

3.早期并发症

(1)疼痛、感染、发热、出血等，尤以出血最常见。

(2)气胸、胸膜反应、呼吸急速、呼吸困难、迷走反射、休克等麻醉意外。

(3)血压波动明显、心率变化、心律失常、心搏骤停。

(4)血管、神经及邻近组织器官的损伤。

(5)其他。

4.晚期并发症

(1)伤口愈合延迟或不愈合。

(2)肿瘤针道种植转移。

(3)肿瘤破裂、内出血等应转外科行急诊手术。

(4)其他。

【术后记录内容和要求】

1.基本信息　患者的姓名、性别、年龄、门诊号/住院号和床号、超声检查号、申请科室、检查部位、申请目的、仪器和探头型号和术前诊断。

2.图像部分　采集的图像最好3张以上，包括显示穿刺肿物切面的二维声像图、CDFI声像图、穿刺针及其针道声像图、术后复查的图像。

3.文字描述

(1)施行手术名称：超声引导下乳腺肿物细针穿刺活检术。

(2)一般情况：穿刺体位，穿刺前的准备程序，如常规消毒、铺巾，局部麻醉。包括穿刺哪侧乳房、肿物的时钟位置和与乳头间的距离、深度、大小、形态、边界、内部回声、血供情况。

(3)穿刺过程:包括引导方法、穿刺针规格、进针次数、取出组织长度、数量及大体病理表现、标本的保存和处理方式,压迫穿刺点方法和时间等。

(4)术后复查:15～20min 后超声检查术后有无出血。

(5)结果评估:手术过程和结果的总体评价,记录生命体征是否平稳,术后有无不适及并发症,描写患者离开诊室时的一般情况。

(6)术后注意事项:术后压迫止血 15min,必要时术后卧床休息 4～8h.普通进食、保持伤口干燥 3d,禁止剧烈运动和体力劳动 1 周。告知可能的并发症,如有异常及时随诊。

4.*署名*　包括医师签名、操作日期和时间、记录者姓名。

第四节　超声引导下甲状腺穿刺活检

【目的】

1.通过超声引导下甲状腺结节性病变经皮穿刺抽吸细胞学检查和组织学检查,进行甲状腺结节性病变的鉴别诊断和病理诊断。

2.通过超声引导下甲状腺弥漫性病变经皮穿刺抽吸细胞学检查和组织学检查,进行甲状腺弥漫性病变的鉴别诊断和病理诊断,为临床手术治疗提供有效的依据。

一、超声引导下甲状腺细针穿刺抽吸细胞学活检

甲状腺细针穿刺细胞学检查是甲状腺肿大及甲状腺结节性疾病的常规检查方法,通过该项检查可以明确甲状腺疾病的病理性质,指导临床治疗,甲状腺囊性病变及某些良性结节还可以通过穿刺或硬化技术进行治疗。

【适应证】

1.高危人群 5～9mm 结节并具有可疑恶性超声特征者。

2.高度怀疑转移的颈部淋巴结。

3.直径＞1cm 的结节具有微钙化。

4.直径＞1cm 实性低回声结节。

5.直径 1～1.5cm 等回声或高回声实性结节。

6.直径 1.5～2.0cm 囊、实性结节具有可疑恶性超声特征者。

7.弥漫性甲状腺疾病。

8.甲状腺癌外科手术后新发病灶。

【禁忌证】

1.绝对禁忌证　①患者不合作；②原因不明的出血病史；③怀疑血管瘤或其他的血管肿瘤；④超声引导下不能确定活检的合适部位；⑤出血倾向（凝血酶原时间比正常对照值延长 3～5s、血小板计数＜50000/mm^3、出血时间≥10min）；⑥甲状腺或肿瘤组织血流异常丰富；⑦严重高血压（收缩压＞180mmHg）者。

2.相对禁忌证　局部皮肤感染等。

【术前准备】

1.患者知情同意，检查凝血功能及血常规。

2.指导患者反复练习呼气后屏气动作，以配合穿刺术。

3.备齐急救药品及用物。

4.穿刺用品应备齐，包括无菌穿刺包、消毒手套、2％利多卡因、标本固定液、22G～27G 穿刺针等。

【操作方法】

1.患者仰卧位，肩部垫高，使头部呈过伸位，充分暴露颈前区。

2.常规消毒、铺巾，超声探查甲状腺，用 2％利多卡因由皮肤至甲状腺被膜进行局部麻醉，也可以不麻醉。

3.操作者一只手固定超声探头，另一只手持 22G～27G 穿刺针沿着扫描平面斜行插入，实时观察。

4.当针尖到达结节中心时停止进针，拔出针芯，在不同针道于5s内来回提插4～5次(无负压或负压状态下)，迅速退针，用纱布压迫进针点。

5.回抽预备的注射器，使注射器内充满空气，套上穿刺针，使针头斜面向下对准载玻片，快速推动注射器活塞，将吸取物推射到载玻片的一端。并用另一块载玻片将标本均匀涂抹开，立即置于固定液中10min，如条件允许，建议由病理科医师马上看片，确定涂片质量及细胞数。

6.同样体位，同样方法再次穿刺结节，注入到事先准备好的液基细胞瓶中，与固定好的载玻片一起送检，穿刺不超过3针。

7.穿刺结束后，以创可贴保护穿刺点，用手压15min，观察患者情况。

8.如为甲状腺囊性病变，则将穿刺针置结节中央固定，缓慢抽吸，吸尽囊液送病理检查。

【注意事项和并发症】

1.注意事项

(1)操作者位于患者头侧易于操作，穿刺方向通常由上极向下极穿刺，但甲状腺或结节较大者可任意改变方向穿刺，但应避开气管和大血管。

(2)嘱患者尽量平静呼吸，如吞咽或咳嗽应立即将穿刺针拔出。

(3)如结节内伴有钙化，应尽量在钙化灶周边穿刺。

2.并发症

(1)皮下或包膜下出血：血肿发生率低，一般不严重。压迫止血是关键，多由压迫不及时或压迫部位不准确引起。多在数日内消退，不需要特殊处理。

(2)局部不适或疼痛：少数患者在穿刺后可出现轻度疼痛或不适，疼痛可向耳后及颌下放射，一般不需要处理。如疼痛明显可用一般止痛药物处理。

(3)气管损伤:可引起咳嗽或咯血,嘱患者安静休息,避免紧张。

【术后记录内容和要求】

1.基本信息 患者的姓名、性别、年龄、门诊号/住院号和床号、超声检查号、申请科室、检查部位、申请目的、仪器和探头型号和术前诊断。

2.图像部分 采集的图像最好3张以上,包括显示穿刺肿物切面的二维声像图、CDFI声像图、穿刺针及其针道声像图、术后复查的图像。

3.文字描述

(1)施行手术名称:超声引导下甲状腺细针穿刺抽吸细胞学活检术。

(2)一般情况:穿刺体位,穿刺前的准备程序,如常规消毒、铺巾,局部麻醉。描述肿物在哪侧、肿物位置、大小、形态、边界、内部回声、血供情况。

(3)穿刺过程:包括引导方法、穿刺针规格、进针次数、标本玻片数量及大体病理表现、标本的保存和处理方式,术后立即压迫穿刺点方法和时间等。

(4)术后复查:15～20min后超声检查术后有无出血。

(5)结果评估:手术过程和结果的总体评价,记录生命体征是否平稳,术后有无不适及并发症,描写病人离开诊室时的一般情况。

(6)术后注意事项:术后压迫止血15min,必要时术后卧床休息4～8h、普通进食、保持伤口干燥3d,禁止剧烈运动、体力劳动和头部剧烈转动1周。告知可能并发症,如有异常,及时随诊。

4.署名 包括医师签名、操作日期和时间、记录者姓名。

二、甲状腺穿刺组织学活检术

甲状腺穿刺组织学活检是用具有切割作用的穿刺针切取甲状腺组织供组织病理检查,适用于经细胞学检查未明确诊断的患者。

【适应证】

1.弥漫性甲状腺疾病伴甲状腺肿大Ⅱ度以上。

2.甲状腺结节直径1cm以上。

【禁忌证】

1.绝对禁忌证　①患者不合作；②原因不明的出血病史；③怀疑血管瘤或其他的血管肿瘤；④超声引导下不能确定活检的合适部位；⑤出血倾向(凝血酶原时间比正常对照值延长3～5s、血小板计数＜50000/mm^3、出血时间≥10min)；⑥呼吸道梗阻、呼吸困难或器官软化等；⑦甲状腺或肿瘤组织血流异常丰富(呈火海征)。甲状腺上动脉血流峰值超过60cm/s；⑧严重高血压(收缩压＞180mmHg)者。

2.相对禁忌证　①局部皮肤感染等；②女性处于月经期。

【术前准备】

1.患者知情同意，检查凝血功能及血常规。

2.指导病人反复练习呼气后屏气动作，以配合穿刺术。

3.备齐急救药品及用物。

4.备齐穿刺用品，包括无菌穿刺包、消毒手套、2%利多卡因、标本固定液、穿刺架、21G穿刺针(结节较大、血供少也可用18G)。

【操作方法】

1.患者仰卧位，肩部垫高，使头部呈过伸位，充分暴露颈前区。

2.常规消毒、铺巾，超声探查甲状腺，用2%利多卡因由皮肤至甲状腺被膜进行局部麻醉。

3.操作者一只手固定装有穿刺架的超声探头，助手手持穿刺针沿着扫描平面斜行刺入，实时观察。

4.当针尖到达结节边缘时停止进针，按下穿刺针开关，迅速退针，用纱布压迫进针点。

5.推动穿刺针针芯，将组织推至干净的滤纸上，置于甲醛固定液中。

6.若组织不够或肉眼观察为非病灶组织，则同样体位、同样方法进行再次穿刺，穿刺次数不超过3次。

7.穿刺结束后,以创可贴保护进针点,用手压迫 15min,观察患者情况。

【注意事项和并发症】

1.注意事项

(1)由于甲状腺邻近气管和大血管,穿刺损伤较大,故甲状腺肿大Ⅰ度以下,或结节直径在 2cm 以下者,如果缺乏足够的穿刺经验不要盲目穿刺。

(2)甲状腺囊性病变及甲状腺感染性疾病不宜行粗针穿刺。

2.并发症

(1)出血和血肿形成:18G 针穿刺损伤较大,如果压迫不及时或压迫部位不准确可引起出血或血肿形成,在满足诊断的前提下尽量用 21G 细针。穿刺后准确有效的压迫多可避免,已经发生者调整压迫部位,可防止进一步加重。经上述处理仍无效者可应用全身止血药,严重者要及时手术。形成的血肿多在 1～2d 消失。

(2)气管损伤:可出现呛咳和咯血,嘱患者安静休息,避免紧张。呛咳症状明显者可肌内注射地西泮。

【术后记录内容和要求】

1.基本信息　患者的姓名、性别、年龄、门诊号/住院号和床号、超声检查号、申请科室、检查部位、申请目的、仪器和探头型号和术前诊断。

2.图像部分　采集的图像最好 3 张以上,包括显示穿刺肿物切面的二维声像图、CDFI 声像图、穿刺针及其针道声像图、术后复查的图像。

3.文字描述

(1)施行手术名称:超声引导下甲状腺组织学穿刺活检术。

(2)一般情况:穿刺体位,穿刺前的准备程序,如常规消毒、铺巾,局部麻醉。描述肿物在哪侧、肿物位置、大小、形态、边界、内部回声、血供情况。

(3)穿刺过程:包括引导方法、穿刺针规格、进针次数、取出组织长度、数量及大体病理表现、标本的保存和送检，压迫穿刺点方法和时间。

(4)术后复查：15～20min 后超声检查术后有无出血。

(5)结果评估：手术过程和结果的总体评价，记录生命体征是否平稳，术后有无不适及并发症，描写病人离开诊室时的一般情况。

(6)术后注意事项：术后压迫止血 15min，必要时术后卧床休息 4～8h、普通进食、保持伤口干燥 3d，禁止剧烈运动、体力劳动和剧烈转头动作 1 周。告知可能并发症，如有异常，及时随诊。

4.署名　包括医师签名、操作日期和时间、记录者姓名等。

第五节　胸、肺部穿刺活检

一、胸壁、胸膜病变

【目的】

1.明确胸壁、胸膜病变性质、组织学类型及来源，指导临床治疗。

2.介入治疗术后评价疗效。

【适应证】

1.影像学检查或其他检查方法无法确定性质的胸壁、胸膜病变。

2.手术、放疗或化疗前需要明确肿瘤性质、组织学类型或转移肿瘤原发组织来源者。

【禁忌证】

1.严重出血倾向者。

2.近期内严重咯血、呼吸困难、剧烈咳嗽或患者不能合作者。

3.病灶超声显示不清者，或超声显示的病变受肋骨遮挡，缺乏合适进针入路者。

【术前准备】

1.术前检查血常规、出凝血功能等。

2.穿刺前均应做胸部 X 线摄片、CT 检查或 MRI 检查,根据 X 线、CT 或 MRI 显示的病变位置从不同角度进行全面超声扫查,了解病灶位置、范围、形态、内部结构及与周围肺组织的位置关系,确定穿刺部位和进针路径。

3.术前向患者做好解释工作,签署介入手术知情同意书,训练患者学会屏气等,便于配合手术。过分紧张者,术前 30 分钟肌内注射地西泮 10mg。

4.准备仪器与器械,一般选取频率 2.5～3.5MHz 的低频凸阵探头引导,若为浅表肿瘤(如胸壁肿瘤)可选择频率 7～10MHz 高频线阵探头,18G 或 21G 穿刺针,活检枪,穿刺引导架,探头无菌保护套等。

【操作方法】

1.根据术前 X 线、CT 或 MRI 检查显示病变部位选取体位,经超声多切面扫查定位,确定穿刺点、穿刺路径、进针深度,避开大血管和周围正常肺组织。

2.常规消毒、铺巾,2%利多卡因局麻,超声扫查再次确定穿刺点、穿刺路径及进针深度,尖刀切皮。

3.嘱患者屏气,将穿刺针迅速刺入病灶内或增厚的胸膜内,扣动扳机,完成一次活检。针槽内组织条置于滤纸片并浸泡于甲醛溶液送组织学检查,将针芯内残余组织成分涂片 2～3 张,甲醛溶液固定送细胞学检查。一般取 2～3 针。

4.术后局部加压包扎,平卧 1～2h,避免剧烈咳嗽及运动,注意观察有无气胸等并发症发生。

【注意事项与并发症】

1.注意事项

(1)选取皮肤至穿刺部位距离最短的穿刺路径,全程实时监测,当针尖显示不清时,禁止盲目进针或取样,根据探头平面位置结合声像图可调整进针角度直至清晰显示针尖。

(2)对于较小的病变,可采用大角度倾斜进针或与胸壁平行的方向进针，以增加穿刺针尖到病灶的距离。

(3)应在肋骨上缘进针，避免伤及肋间血管与神经。

(4)尽量选择病灶边缘，血流信号较丰富并能避开大血管及病灶内坏死液化区域取样，多部位穿刺，以提高穿刺成功率与确诊率。

(5)使用自动活检枪活检时，一定要估计好射程，并且必须确保在射程内没有肋骨、血管和肺组织。

(6)尽可能选择局部胸膜增厚明显或局部有积液的部位穿刺，以免伤及肺组织而形成气胸。

(7)制作细胞学涂片时涂片要薄而均匀，组织条需保持完整。

2.并发症

(1)气胸：为胸壁及胸膜穿刺活检的主要并发症，由于超声能实时监控进针途径和深度，避开含气肺组织，可最大限度减少气胸发生。小量气胸不须治疗，可自行吸收恢复；中至大量气胸应行胸腔闭式引流。

(2)出血：于穿刺过程中未能避开大血管所致。少量出血在局部加压包扎后可自行停止。患者平静呼吸，避免剧烈咳嗽，必要时可加用止血药物。中、大量出血除上述处理外，应输液、监测生命体征和血常规，并请相关专科会诊。

(3)感染：注意无菌操作，术后应用抗生素预防，一般可避免发生。

(4)肿瘤种植转移：发生率极低。

【术后记录内容和要求】

1.基本信息　患者的姓名、性别、年龄、门诊号/住院号和床号、超声检查号、申请科室、检查部位、申请目的、仪器和探头型号和术前诊断。

2.图像部分　采集的图像最好3张以上，包括显示穿刺肿物切面的二维声像图、CDFI声像图、穿刺针及其针道声像图、术后复查的图像。

3.文字描述

(1)施行手术名称：超声引导下胸壁或胸膜穿刺活检术。

(2)一般情况：穿刺体位，穿刺前的准备程序，如常规消毒、铺巾，局部麻醉。包括穿刺病变的位置、大小、形态、边界、内部回声、血供情况、胸膜厚度和胸腔有无积液。

(3)穿刺过程:包括引导方法、穿刺针规格、进针次数、取出组织长度、数量及大体病理表现、标本的保存和送检,压迫穿刺点方法和时间等。

(4)术后复查:15～20min后超声检查术后胸腔有无出血。

(5)结果评估:手术过程和结果的总体评价,记录生命体征是否平稳,术后有无不适及并发症,描写病人离开诊室时的一般情况。

(6)术后注意事项:术后压迫止血15min,术后卧床休息4～8h、普通进食、保持伤口干燥3d,禁止剧烈运动和体力劳动1周。告知可能并发症,如有异常,及时随诊。

4.*署名*　包括医师签名、操作日期和时间、记录者姓名。

二、肺部肿瘤

【目的】

1.明确肺部病变性质、组织学类型及来源,指导临床治疗。

2.介入治疗术后评价疗效。

【适应证】

1.超声能显示的周围型肺肿瘤及合并肺不张的中央型肺肿瘤。

2.纤维支气管镜难以到达或取材失败的周围型肺肿瘤。

3.手术、放疗或化疗前需确定肿瘤性质、组织学类型或转移癌的原发组织来源者。

【禁忌证】

1.严重出血倾向者。

2.近期内严重咯血、呼吸困难、剧烈咳嗽或患者不能合作者。

3.有严重心肺疾病者。

4.超声难以显示的病变,部分可显示病变,但受肋骨遮挡,缺乏合适进针入路者。

5.伴有大量胸腔积液的肺肿瘤。

【术前准备】

1.术前检查血常规、凝血功能等。

2.穿刺前均应做胸部X线摄片、CT检查或MRI检查，根据X线、CT或MRI显示的病变部位，选择靠近病变处肋间进行超声扫查，显示肿块后，从不同角度全面扫查，了解病灶位置、范围、形态、内部结构、与周围组织的位置关系和血管分布情况，确定穿刺部位和进针路径。

3.术前向患者做好解释工作，签署介入手术知情同意书，训练患者学会屏气等，使之配合。过分紧张者，术前30min肌内注射地西泮10mg。

4.准备仪器与器械，一般选取低频凸阵探头引导，探头频率2.5～3.5MHz，若为周围型肺肿瘤可选择高频线阵探头，探头频率7～10MHz，18G穿刺针，活检枪，穿刺引导架，探头无菌保护套等。

【操作方法】

1.根据术前CT或MRI显示病变部位选取体位，经超声多切面扫查定位，确定穿刺点、穿刺路径及进针深度，避开大血管和周围正常肺组织。

2.常规消毒、铺巾，2%利多卡因局麻，超声扫查再次确定穿刺点、穿刺路径及进针深度，尖刀切皮。

3.嘱患者屏气，将穿刺针迅速刺入病灶内，扣动扳机，完成一次活检。针槽内组织条置于滤纸片并浸泡于甲醛溶液送组织学检查，将针芯内残余组织成分涂片2～3张，甲醛溶液固定送细胞学检查。一般取2～3针。

4.术后局部加压包扎，平卧1～2h，避免剧烈咳嗽及运动，注意观察有无气胸等并发症发生。

【注意事项与并发症】

1.注意事项

(1)选取皮肤至穿刺部位距离最短的穿刺路径，全程实时监测，当针尖显示不清时，禁止盲目进针或取样，根据探头平面位置结合声像图可调整进针角度直至清晰显示针尖。

(2)应在肋骨上缘进针，避免伤及肋间血管与神经。

(3)尽量选择病灶边缘，血流信号较丰富并能避开大血管及病灶内坏死液化区域取样，多部位穿刺，以提高穿刺成功率与取材满意率。

(4)合并肺不张的中央型肺肿瘤穿刺时要注意避开不张肺组织内丰富的血管。

(5)若合并大量胸腔积液，可先行胸腔积液穿刺抽吸再行穿刺活检。

(6)制作细胞学涂片时涂片要薄而均匀，组织条需保持完整。

2.并发症

(1)气胸：为肺肿瘤穿刺活检的主要并发症，由于超声能实时监控进针途径和深度，避开含气肺组织，可最大限度减少气胸发生。小量气胸不须治疗，可自行吸收恢复，中至大量气胸应行胸腔闭式引流。

(2)出血：包括咯血和胸腔内出血，为穿刺过程中未能避开大血管所致。少量出血在局部加压包扎后可自行停止。大量出血或咯血应嘱患者平静呼吸，避免剧烈咳嗽，加用止血药物，必要时请相关专科会诊。

(3)感染：注意无菌操作，一般可避免发生。

(4)肿瘤种植转移：发生率极低。

【术后记录内容和要求】

1.基本信息　患者的姓名、性别、年龄、门诊号/住院号和床号、超声检查号、申请科室、检查部位、申请目的、仪器和探头型号和术前诊断。

2.图像部分　采集的图像最好3张以上，包括显示肺肿物切面的二维声像图、CDFI声像图、穿刺针及其针道声像图、术后复查的图像。

3.文字描述

(1)施行手术名称:超声引导下肺肿物穿刺活检术。

(2)一般情况:穿刺体位,穿刺前的准备程序,如常规消毒、铺巾,局部麻醉。穿刺肿物的位置、大小、形态、边界、内部回声、血供情况、周围有无肺不张、胸膜厚度、胸腔有无积液、肿物与心脏大血管的距离和解剖关系。

(3)穿刺过程:包括引导方法、穿刺针规格、进针次数、取出组织长度、数量及大体病理表现、标本的保存和处理方式,压迫穿刺点方法和时间等。

(4)术后复查:15～20min后超声检查术后胸腔有无出血。

(5)结果评估:手术过程和结果的总体评价,记录生命体征是否平稳,术后有无不适及并发症,描写患者离开诊室时的一般情况。

(6)术后注意事项:术后压迫止血15min,术后卧床休息4～8h,保持平静呼吸,普通进食,保持伤口干燥3d,禁止剧烈运动和体力劳动1周。告知可能并发症,如有异常,及时随诊。

4.署名包括医师签名、操作日期和时间、记录者姓名。

三、纵隔肿瘤

【目的】

1.明确纵隔病变性质、组织学类型及来源,指导临床治疗。

2.介入治疗术后评价疗效。

【适应证】

1.超声能显示的纵隔肿瘤。

2.手术、放疗或化疗前需确定肿瘤性质、组织学类型,或转移瘤需要明确原发组织学来源者。

【禁忌证】

1.后纵隔病灶不宜穿刺。

2.患者肥胖、肺气干扰、骨骼的遮盖致超声无法显示病灶。

3.位置较深、体积较小且靠近大血管或心脏者，穿刺活检有较大风险者。

4.重度肺气肿、肺源性心脏病及严重呼吸功能障碍患者。

5.剧烈咳嗽，无法控制者。

6.意识或精神障碍，无法配合者。

【术前准备】

1.术前检查血常规、凝血功能等。

2.穿刺前均应做胸部X线摄片、CT检查或MRI检查，根据X线、CT或MRI显示的病变位置进行超声扫查，显示肿块后，从不同角度全面扫查，了解病灶位置、范围、形态、内部回声及与周围组织结构的位置关系，确定穿刺部位和进针路径。

3.术前向患者做好解释工作，签署介入手术知情同意书，训练患者学会屏气等，使之配合。过分紧张者，术前30min肌内注射地西泮10mg。

4.准备仪器与器械，选取低频凸阵探头引导，探头频率2.5～3.5MHz，18～21G穿刺针，活检枪，穿刺引导架，探头无菌保护套等。

【操作方法】

1.根据术前CT或MRI检查显示病变部位选取体位，经超声多切面扫查定位，确定穿刺点、穿刺路径及进针深度，避开心脏、大血管和肺组织。

2.常规消毒、铺巾，2%利多卡因局麻，超声扫查再次确定穿刺点、穿刺路径及进针深度，尖刀切皮，嘱患者屏气，将穿刺针迅速刺入病灶内，扣动扳机，完成一次活检。针槽内组织条置于滤纸片并浸泡于甲醛溶液送组织学检查，将针芯内残余组织成分涂片2～3张，甲醛溶液固定送细胞学检查。一般取2～3针。

3.术后局部加压包扎，平卧1～2h，避免剧烈咳嗽及运动，注意观察有无出血、气胸等并发症发生。

【注意事项与并发症】

1.注意事项

(1)纵隔病灶一定要用超声明确与大血管、心脏的关系才可穿刺。

(2)操作敏捷，尽量缩短穿刺针在病灶内的停留时间。

(3)纵隔肿瘤组织来源复杂，如淋巴瘤的各种亚型及胸腺瘤，不仅需细胞形态学检查，还应结合免疫组织化学检查。

(4)胸骨旁、胸骨上窝、锁骨上窝和背部为常用的纵隔超声窗。前纵隔肿块常用经胸骨旁进针路径，必须彩超引导以避免伤及内乳动脉，否则可能导致致命的出血。

(5)较大病灶往往伴有坏死，需借助彩色多普勒超声选择血流信号丰富区又能避开大血管分支的区域，以多点、多角度、多点取材，以提高组织病理组织学确诊率。

(6)穿刺标本放置到无菌滤纸时避免挤压，组织挤压后对于淋巴瘤、胸腺瘤及小细胞未分化癌的鉴别将更加困难。

(7)由于胸部病变受到肋骨、胸骨及锁骨的影响，需要选择尽可能小的探头，置于骨间隙，使探头表面完全与皮肤接触，避开骨骼干扰，使穿刺针与超声声束的角度尽可能小，与皮肤近垂直方向进入。

(8)在保障安全前提下，尽量采用较粗口径的穿刺针以得到足量的标本，也是获得确切诊断的重要条件。但对于直径≤3.0cm 的肿块宜选用细针穿刺，避免刺伤正常肺组织造成气胸等。

2.并发症

(1)气胸：发生率较高，但由于超声能实时监控进针途径和深度，避开含气肺组织，可最大限度减少气胸发生。小量气胸不需要治疗，可自行吸收恢复，中至大量气胸应行胸腔闭式引流。

(2)出血：包括咯血和胸腔内出血，多因穿刺过程中未能避开大血管所致。少量出血在局部加压包扎后可自行恢复。大量出血或咯血应嘱患者平静呼吸，避免剧烈咳嗽，必要时可加用止血药物。

(3)感染：注意无菌操作，术后应用抗生素预防，一般可避免发生。

(4)肿瘤种植转移:发生率极低。

【术后记录内容和要求】

1.基本信息　患者的姓名、性别、年龄、门诊号/住院号和床号、超声检查号、申请科室、检查部位、申请目的、仪器和探头型号和术前诊断。

2.图像部分　采集的图像最好3张以上,包括显示穿刺肿物切面的二维声像图、CDFI声像图、穿刺针及其针道声像图、术后复查的图像。

3.文字描述

(1)施行手术名称:超声引导下纵隔肿瘤穿刺活检术。

(2)一般情况:穿刺体位,穿刺前的准备程序,如常规消毒、铺巾,局部麻醉。穿刺纵隔病变的位置、大小、形态、边界、内部回声、周围有无肺不张、胸膜厚度、胸腔有无积液、肿物与心脏大血管的距离和解剖关系。

(3)穿刺过程:包括引导方法、穿刺针规格、进针次数、取出组织长度、数量及大体病理表现、标本的保存和处理方式,压迫穿刺点方法和时间等。

(4)术后复查:15～20min后超声检查术后胸腔有无出血。

(5)结果评估:手术过程和结果的总体评价,记录生命体征是否平稳,过程是否顺利,术后有无不适及并发症,描写病人离开诊室时的一般情况。

(6)术后注意事项:术后压迫止血15min,术后卧床休息4～8h、普通进食、保持伤口干燥3d,禁止剧烈运动和体力劳动1周。告知可能并发症,如有异常,及时随诊。

4.署名　包括医师签名、操作日期和时间、记录者姓名。

第六节　胰腺穿刺活检

胰腺为腹膜后器官,穿刺路径上常需经过胃和肝脏,周围结构复杂，并发症发生的风险较腹腔内器官穿刺高，被认为是最困难的穿刺活检之一。随着超声引导技术的提高和穿刺设备的改进，胰腺穿刺活检的检出率和安全性显著提高，取材成功率可达90%以上，在胰腺疾病明确诊断和病情评估方面发挥了重要的作用。

【目的】

1.明确胰腺局灶性病变的性质、病理类型及分化程度。

2.鉴别胰腺肿瘤为原发性或继发性。

3.明确胰腺炎的病理类型。

【适应证】

超声引导下穿刺活检适应于超声可见的胰腺局灶性病变或弥漫性病变。

1.不同影像学检查诊断不一致的胰腺内局灶性病变。

2.临床表现与检查结果不一致的胰腺内局灶性病变。

3.需要病理组织结果指导内分泌药物或靶向治疗的胰腺内局灶性病变。

4.需要病理组织结果指导化疗的胰腺内局灶性病变。

5.胰腺原发性肿瘤与继发性肿瘤鉴别有困难的胰腺内局灶性病变。

6.胰腺肿瘤与肿块型胰腺炎鉴别有困难的胰腺内局灶性病变。

7.胰腺弥漫性肿大，须明确病因（如慢性胰腺炎、自身免疫性胰腺炎和弥漫性胰腺癌）的病例。

8.胰腺移植后不明原因的胰腺功能损害和排斥反应。

【禁忌证】

1.一般情况差，不能耐受穿刺，呼吸无法配合者。

2.有明显出血倾向及凝血功能障碍者。

3.严重肝硬化及大量腹水者。

4.胰管明显扩张且无法避开，穿刺易导致胰漏者。

5.消化道梗阻胃肠道扩张者。

6.肿瘤内部或周围血管非常丰富，无安全穿刺路径者。

【术前准备】

1.患者准备

(1)检查血常规、凝血功能,必要时查心电图。对有出血倾向及凝血功能欠佳的患者应予术前对症处理或预防性处理。

(2)禁食 8～12h 或以上。

(3)询问有无抗凝血药使用史和药物过敏史,停用抗凝血药 3～5d。

(4)较重的咳喘患者应在症状缓解后再行穿刺。

(5)向患者说明穿刺过程,取得患者配合。

(6)术前常规签署知情同意书。

2.器械准备

(1)彩超引导,并选用穿刺探头或穿刺引导架。

(2)无菌活检装置,包括活检枪及活检针等。

(3)承载标本的滤纸和标本盒。

(4)无菌穿刺包和探头无菌隔离套。

3.预备药品　常规抢救药品、麻醉药物、抗过敏药、止血药等。

【操作方法】

1.体位　病人一般取仰卧位,超声观察病灶的数量、大小、位置、形态、边界、内部回声、肿块内部及周边血流等情况。

2.消毒和麻醉　暴露上腹部,常规消毒、铺巾,用探头无菌隔离套包住探头后再次确定进针点与方向,2%利多卡因局麻至腹膜。

3.穿刺路径选择　常选剑突下为穿刺点。选择穿刺病灶和路径,避开血管、肠管、胆管、胰管等重要器官和组织,可以经过胃壁。

4.进针和取材　进针时嘱患者屏气配合,当观察到穿刺针到达病灶边缘时,触发扳机,仔细观察穿刺针所在位置后退针。可选取肿块不同区域进行 2～3 次穿刺取材,标本经甲醛溶液固定后送病理检查。取材次数一般不超过 3 次。每次取材后均应对活检针做清洁处理,以防针道种植。

5.其他　穿刺后适当压迫穿刺部位,观察 20min 以上,超声确认穿刺部位无出血后车床送回病房。嘱患者平卧4h以上，禁饮禁食12小时以上。

【注意事项】

1.严格掌握适应证及禁忌证。

2.采用21G活检针。

3.术前训练患者屏气，以便配合。

4.进针前全面了解病灶内部及周围血管、胆管的走行，选择合适的穿刺通道，以防出血等并发症的发生。穿刺尽量避开胰管。

5.对于较大肿瘤应行多方向、多部位、周边取材，取材要有足够的代表性，以免取材组织为坏死组织而影响诊断。

6.超声造影引导可提高穿刺活检阳性率。

【不良反应和并发症预防】

包括腹部疼痛、出血、胰漏、胃肠液漏、腹膜炎、针道转移等。

1.腹痛和腹膜炎　最常见，一般轻微且短时间内可缓解。少数因胰漏、胃肠液漏形成腹膜炎，须按急腹症处理，轻者禁食、补液、抗感染，使用减少消化液分泌的药物，重者留置胃管，按外科急症处理。因此，术前术后应禁食、尽量避开胰管和扩张的胃肠道，术后必要时可使用减少胰液分泌的药物。一般尽可能使用21G或以上穿刺针。

2.出血　严重出血者少见。合理选择穿刺适应证、穿刺路径和取材靶区，是降低出血风险的有效措施。减少穿刺次数，特别要注意活检枪激发后的弹射距离为1.5cm或2.2cm，必须保证弹射后针尖不损伤深部血管。

3.感染　探头及穿刺针等要严格消毒。穿刺过程应遵循无菌原则，通常可以避免。

4.腹腔脏器损伤　超声引导下的穿刺活检术，可能会误伤胰周血管、胆管或肝外器官，而引起胆汁漏、气腹等并发症。术前应选择最佳的体位、进针角度和深度，术中应用彩超清晰显示穿刺针的行进路径，尽量避免不必要的穿刺进针次数，防止腹腔脏器的损伤。

5.*针道种植*　选择较短的射程、最短的穿刺距离、较少的穿刺次数，在满足诊断需要的前提下，活检针外径的选择应遵循“宁细勿粗”的原则，降低针道种植的概率。应用引导针也可以减少针道种植。

【穿刺活检后的护理】

注意监测患者血压、脉搏、呼吸等生命体征的变化，及时发现并发症。术后并发症约60%发生于术后最初2h内，80%发生于4h内。

【术后记录内容和要求】

1.*基本信息*　患者的姓名、性别、年龄、门诊号/住院号和床号、超声检查号、申请科室、检查部位、申请目的、仪器和探头型号和术前诊断。

2.*图像部分*　采集的图像最好3张以上，包括有显示肿物大小测量值的二维声像图、CDFI声像图、穿刺针及其针道的声像图、术后复查的图像。

3.*文字描述*

(1)施行手术名称：超声引导下胰腺(肿物)穿刺活检术。

(2)一般情况：穿刺体位，穿刺前的准备程序，如常规消毒、铺巾，局部麻醉。包括靶肿瘤位置、大小、形态、边界、内部回声、血供情况。

(3)穿刺过程：包括引导方法、穿刺针规格、进针次数、取出组织长度、数量及大体病理表现、标本的保存和处理方式、压迫穿刺点方法和时间等。

(4)术后复查：15～20min后超声检查术后有无出血。

(5)结果评估：手术过程和结果的总体评价，记录生命体征是否平稳，术后有无不适及并发症，描写病人离开诊室时的一般情况。

(6)术后注意事项：术后压迫止血15min，卧床休息4h、禁食12～24h，禁止剧烈运动1周。告知可能并发症，如有异常随诊。

4.*署名*　包括医师签名、操作日期和时间、记录者姓名。

第三章 超声引导消融治疗

第一节 经皮穿刺肝癌微创治疗

近年来,影像引导下经皮肿瘤局部间质介入性治疗发展迅速,作为临床肿瘤治疗的一种重要手段,已受到患者和医生的认可。这种微创介入性治疗方法大致可分为三类:化学溶液注射(无水乙醇、乙酸或高温生理盐水等),热疗(射频消融治疗、间质激光治疗、微波凝固治疗和高强度聚焦超声),冷疗(冷冻破坏疗法)。

超声显像已广泛应用于引导穿刺和实时监视经皮各种肿瘤局部间质介入性治疗。超声显像的优势在于:

1.便携性好,易于在治疗室或手术室实施治疗。

2.操作灵活,可精确地引导穿刺针或治疗针进入肿瘤。

3.实时性显像,可有效地监控治疗过程。

4.无放射性污染和损害,医生易于操作,患者易于接受。

5.彩色多普勒超声可评价肿瘤血供和显示血管结构,尤其是超声造影技术的应用,可准确显示肿瘤血流灌注情况,加强局部消融治疗程度,有利于提高灭活率。

6.可以充分利用超声窗,避开重要脏器结构,从而使局部治疗更安全。

7.高分辨率图像可发现微小病灶,做到早期治疗。

8.在治疗中和治疗后及时发现与处理并发症。超声引导已经被广泛应用于临床肿瘤局部治疗。

【基本原则及间质介入治疗的特点】

(一)基本原则

1.适应证的选择　肝癌的早中期病例，肿块直径小于6cm(尤其是≤3cm)的单发结节、无门静脉广泛侵犯，只要位置得当，在超声引导下完成局部肿块灭活治疗，一般均不困难，疗效也较好。相反，肿块较大，尤其是大于7～8cm者，或是多发(多于3个)，或是弥漫浸润型、肿瘤的范围边界不明确，则难以实施满意的局部肿瘤灭活治疗，也难以获得明确疗效。特别是在一些晚期病例，合并严重肝硬化、大量腹水、门静脉高度曲张等，介入性穿刺应视为禁忌。

2.疗效判断　原发性肝细胞癌疗效的判断可观察对比治疗前后的变化，如甲胎蛋白(AFP)、影像学检查及组织学活检的改变。在疗效好的病例，这些指标的改变往往明显，即肿块明显缩小、血流消失、AFP明显下降或降至正常水平以下；组织学活检标本显示完全性坏死。

(二)间质介入治疗的特点

目前在临床主要应用的介入性治疗方法有两类，即血管法和间质法。

血管法：肝动脉、门静脉注药或栓塞。

间质法：肿瘤内直接注入药剂或导入能量。

间质介入治疗的特点：作用区域局限直接造成肿瘤坏死，正常肝组织损伤小，对肝功能损伤及全身副作用小，提高机体免疫力，局限型效果好，弥散型效果差。下面介绍几种常用的间质介入治疗方法。

【乙醇注射治疗】

超声引导经皮乙醇注射治疗是较为理想的原位肿瘤灭活技术。其机制是：乙醇直接注入瘤体内，使组织脱水、固定、蛋白质变性，产生凝固性坏死；此外，血管内皮细胞受乙醇的破坏所引起的血栓形成和血管闭塞，也可引起细胞死亡。

（一）适应证和禁忌证

适应证：小肝癌（直径等于或小于3cm，数目等于或小于3个），尤适用于因严重肝硬化，或心、肝、肺、肾功能不全，或肿瘤位置不当等情况。对于3cm以上的肝癌，具有较完整的包膜者，可作为相对适应证。

禁忌证：除乙醇过敏外，经皮注射乙醇治疗肝癌几乎没有绝对禁忌证。但有严重出血倾向者、肝功能失代偿有黄疸及大量腹水者均应慎重。

（二）器具和术前准备

仪器用高分辨率实时彩超仪，配备穿刺引导器。

肝癌经皮穿刺注射乙醇常规使用细针，可用20～23G，多用22G针，针长15～20cm。

治疗用乙醇可选用浓度为99.5%以上的医用分析醇。

治疗前应向患者解释治疗的操作过程，解除其紧张心理，并能使其主动配合操作。

治疗前须完成以下检查：①对肿瘤做活检，以确定组织病理诊断；②完成以下常规检查，如肝功能、肾功能及出凝血时间；③查AFP和行超声、CT或磁共振成像检查，以便于治疗后比较疗效。

（三）治疗方法和疗程

操作方法：患者多仰卧位或垫高患侧，力求病灶区位于最高点。消毒铺巾局麻后，在超声引导下先将18G引导针刺入腹壁，接着将细针通过引导针直接刺入肿块深部。然后将针尖退至肿块中心和浅表，分别在这三点缓慢注入适量的无水乙醇。同时注意整个结节回声弥漫增强，手感稍有压力，即可停止推注。最后拔出穿刺针。近来，多数作者倾向于用特制的三孔针（在近尖端同水平有三个侧孔）穿刺肿瘤的周边区甚是包膜下注入乙醇，着重于使周边区完全饱和，能获得较佳效果。并且要求一次量打足，以肿瘤的体积为限，实际注射时要包括结节外5mm，体积计算大致公式如下：

$$V=4/3\pi(r+0.5)^3$$

其中,V 为体积量;r 为肿瘤半径。

每周可注射 2～3 次,每 4～6 次为 1 个疗程。并根据肿瘤灭活的情况、肝功能及全身状况控制疗程。

(四)疗效判断

治疗后的疗效需要结合影像学检查、肿瘤标记物检查及选择性组织活检评价。

1.*治疗后影像学改变* 影像技术判定治疗后肿瘤是否存活最主要的依据是检测组织有无血流灌注。二维超声的回声变化与坏死区的大小及形状相关性较差,彩色或能量多普勒超声对组织微循环血流的显示能力极低,因此常规超声检查难以区别存活组织与坏死组织。

增强 CT 或 MRI(T_2 加权显像)可清晰显示肿瘤坏死呈低密度区,而活性区呈强化表现。由此,常以 CT 或 MRI 增强扫描局部无强化作为判断肿瘤完全坏死的金标准。

近年来,新型超声造影剂及成像技术的应用,大大提高了超声对肝脏血流灌注显像的敏感性,除用于肝局灶性病变的诊断与鉴别诊断外,也被推荐用于肝癌消融治疗局部疗效的判断,其效果已可与增强 CT 或 MRI 相媲美。

2.*肿瘤标记物检查* 治疗后,HCC 或转移性病变患者的 AFP 或 CEA 等指标水平下降,渐至正常,但只对治疗前这些标记物就增高的患者才有意义。

3.*选择性组织活检* 治疗后若能切除肿瘤,连续切片观察病例的局部组织学改变,可作为评价疗效的可靠标准。但因为多种原因诊疗后患者得到手术切除的机会很少。因此,以影像学检查为基础,对瘤周或影像学可疑区域再活检是必要的。活检一般分 2～3 针取材,观察肿瘤的坏死情况。

(五)并发症及注意事项

腹痛最为常见,尤肿块紧贴肝包膜或 Glisson 鞘,乙醇开始注入时的刺激会造成剧烈疼痛感;此外在拔针时,乙醇往往沿着针道溢入腹腔而造成剧烈疼痛。因此，缓慢推注、平衡压力、给局麻药等方法可缓解疼痛。推注乙醇后，患者会出现醉酒感，2～3天之后患者会发热，多在39℃以下，一般不严重，无须特殊处理。

(六)临床意义

对于小肝癌能造成完全性坏死，1年、2年和3年的存活率分别可达88.7%、66.5%和25.0%，疗效突出，可与手术相媲美。

对于大肝癌往往难以使肿瘤完全坏死，并且大量乙醇渗入肝实质中可能加重肝坏死、肝硬化的改变，无论在局部和整体均难以获得较好疗效。

【微波消融治疗】

微波是指在空气中波长1m至1mm(频率为0.3～300GHz)的电磁波。微波照射生物组织，使其温度升高为微波的生物体致热效应。在生物组织中，微波能转换为热能是通过生物组织中的极性分子在交变电场中的极化旋转运动及离子振动过程中与邻近分子或离子摩擦碰撞而造成的。生物组织等的细胞内外液中含有大量诸如钾、钠、氯等带电粒子，它们在外电场作用下受力而产生位移，在微波交变电场作用下产生振动，与周围其他离子或分子碰撞而产生热量，称为生物体的离子加热。同时，生物组织含有大量水分子和蛋白质分子。这类极性分子在微波交变电场中随外加电场的频率而转动，与其相邻分子摩擦产生热量，称之为偶极子加热。生物组织的微波加热，是离子加热与偶极子加热的综合效应，但以偶极子加热为主。微波对生物组织加热既与微波本身物理特性有关，又与被加热的生物组织的成分、结构及血流状态等多种因素有关。由于微波致生物组织加热属内源性加热，故具有热效率较高、升温速度快、高温热场较均匀、消融区内坏死彻底等优点。

微波消融治疗肿瘤始于20世纪70年代末，是利用微波透热疗法治疗肿瘤。20世纪80年代中期，微波植入式针状电极研制成功并应用于临床。该技术不同于微波透热疗法，它是利用针状电极传输能量，在较短的时间内使电极周围的组织温度升高造成组织的完全凝固性坏死。超声引导定位精确，有效微波热场可调控，达到了一次消融治疗造成肝癌完全坏死的目的，并且远期疗效十分突出，近年来该方法已成为临床上治疗肝癌的一种重要技术。

（一）适应证和禁忌证

1.适应证

(1)直径小于或等于 5cm 的单发结节。

(2)多发结节，一般选择直径小于或等于 4cm，肿瘤数目小于或等于 3 枚，如肿瘤直径小于或等于 3cm，肿瘤数目可以小于或等于 5 枚。

(3)肝癌术后复发或肝内转移无法再行手术者。

(4)因肝功能差，无法耐受手术切除者。

(5)行各种非手术治疗比如化疗或介入治疗如肝动脉栓塞、无水乙醇治疗效果欠佳者。

(6)肝癌肿瘤直径大于 5cm 的结节，微波消融可达到降低肿瘤负荷，为手术创造机会的目的。

(7)位于Ⅶ段或Ⅷ段的肿瘤，当位置较高难以显示肿瘤或经皮穿刺肿瘤困难时，可采用右膈下肝前注水的方法，形成透声窗，便于穿刺植入微波电极。

(8)术中微波治疗适用于术中因肿瘤位置不当、多发病灶、大肿瘤或肝硬化严重等术中无法切除的肝肿瘤。

2.禁忌证　该方法无绝对禁忌证，但 4 种情况应慎用。

(1)较大的肿瘤外突于肝表面，经皮微波治疗应慎用。

(2)严重的凝血功能障碍。

(3)靠近肝门部胆管和胆囊的肿瘤，微波治疗应注意保护胆管和胆囊，预防胆系损伤。

(4)靠近胃肠道的肿瘤，应注意保护胃肠道，预防肠道损伤穿孔。

（二）器具和术前准备

微波治疗仪：一般是由微波发生器——磁振子、微波传输电缆和微波辐射电极组成。常用的微波仪有：

1.航天工业总公司与解放军总医院共同研制的UMC型超声引导微波治疗仪。微波频率2450MHz,输出功率20～80W连续可调。

2.南京庆海微波电子研究所研制的MTC-3C型微波仪,附有冷循环系统,微波针的针杆内有2个内腔,通过水泵使冷却水循环灌注到针尖,循环的冷却水能够降低针尖的温度,防止针尖附近组织的干燥和炭化,能够产生更大的凝固性坏死灶。微波频率2450MHz,输出功率0～100W连续可调。

术前准备:

1.为患者检查肝功能、血小板、凝血酶原时间。

2.糖尿病患者需测血糖,药物控制血糖至基本正常方可进行治疗;高血压患者应控制血压接近正常水平方可进行治疗。

3.50岁以上患者应行肾功能、心电图、胸片检查。

4.治疗当日患者禁食8h,建立静脉通道。经皮微波治疗可在局麻和静脉麻醉两种条件下进行,但即使局麻也应加用基础麻醉镇静剂和止痛剂。

(三)治疗方法和疗程

微波消融治疗可经皮、经腹腔镜、术中或借助腹部小切口手术与普通腔内超声探头配合的途径进行。其中经皮治疗途径是最常用的方式,与常规穿刺活检术相似。超声定位后,常规消毒铺巾、局麻、尖刀切皮,在超声引导下将微波针刺入靶目标,选择合适的输出功率和时间,启动开关,到时间后仪器自动关闭。声像图上消融治疗开始微波针尖端即出现强回声,后渐渐呈类球形扩大,且后方往往伴有声衰减,此征象为局部肿瘤组织加热产生微气泡的表现。

对于结节直径小于3cm的病例一次消融即完成治疗,大于3cm的肿瘤,则采用分区多次消融的方法,或调整功率、时间,尽可能一次治疗能凝固整个肿瘤区。同时应注意保护好肝门、胆囊、大血管和胆管等重要结构,并且对正常肝组织损伤越少越好。视肿瘤灭活情况间隔3天或1周可再补充治疗。

(四)疗效判断与结果

同乙醇注射治疗后疗效判断。

(五)并发症及注意事项

并发症:由于超声引导定位准确,对肿瘤热凝固范围控制得好,并且对毗邻正常肝组织损伤轻微,故严重并发症罕见并且对肝功能影响微小。并发症主要是:治疗后右上腹疼痛,一般尚可忍受,2～3 天消失;肿瘤凝固坏死后其分解产物被吸收会使机体发热,一般出现于治疗后 8～72h,体温大多不超过 38.5℃,无须特殊处理。

注意事项:

1.准确地穿刺肿瘤将电极板针放在预定的部位,是保证治疗的关键。这需要术者熟练的操作和患者呼吸运动的配合。

2.消融治疗时必须产生足够的无瘤边缘。使用超声造影技术可进行治疗中监测和评估疗效,因其能较普通超声更好地确定肿瘤的真正边缘,更有效地指导消融治疗。

3.肝肿瘤多为血供丰富的肿瘤,血管作为巨大的散热池,易将能量带走影响温升,因此在消融治疗肿瘤组织前先将肿瘤血管凝固阻断,减少散热,有利于提高对肿瘤的消融效率。

4.电极针多为 14～16G 的粗针,穿刺中禁止无消融的反复穿刺,这样极易引起出血。如发生电极针偏离靶目标,应先热凝固针道后方可退针。

5.对位于门静脉分叉处的肿瘤进行消融治疗时,除了可能增加疼痛和治疗效果受门静脉血流的影响外,最大的危险是可能损伤左右肝管,导致继发性胆道梗阻。

6.对肝包膜下肿瘤的消融治疗可能导致其他脏器的损伤,最常见的损伤是邻近的肠管,易引起肠瘘。

7.治疗完成时,应利用针道凝固技术来防止潜在的肿瘤针道种植和达到止血的目的。

（六）临床意义

动脉栓塞化疗和肿瘤内注入无水乙醇经过几十年的临床应用，已被证明是治疗肝癌的有效方法，但都存在不足。前者因肿瘤血管丰富的程度，栓塞后侧支循环的建立，以及肿瘤周边门静脉供血等影响，很难造成肿瘤的完全性坏死，其周边多残癌，易复发，疗效欠佳。而后者即注入无水乙醇，一般公认限于小肝癌，当肿块质地不均匀又缺乏包膜时，注入的乙醇易从间隙渗透到正常肝组织中，因而通常难以达到完全性坏死。总之，这两种方法都存在不可控制的影响因素，难以实现原位整体灭活。热消融治疗是近十余年来发展起来的较新的非手术治疗肝癌的技术，植入式的微波局部热疗具有热效率高，均衡性、稳定性好，受影响因素小等突出优点。这也正是肝癌间质介入治疗首先需要考虑的因素。为了适应临床肝癌患者不同大小肿瘤的治疗，应用恰当的功率和适当时间组合可以形成不同大小的凝固体，以便能一次覆盖整个肿瘤。目前微波治疗肝癌仍然主要适用于结节型，肿瘤直径一般不大于6cm，结节数以不超过3枚为宜。对于肿块太大，超过7～8cm，或是弥漫浸润型，或是合并门静脉大量癌栓，则难以奏效，可考虑用综合的方法治疗。

总之，超声引导下经皮微波治疗肝癌具有热效率高、操作相对简单、安全可靠、凝固性坏死范围稳定、疗效好、导致严重并发症少等特点，可望成为肝癌非手术治疗的重要手段。

【射频消融治疗】

超声引导射频消融技术是一种新兴的微创性肿瘤治疗方法，因疗效显著而日益受到人们关注。射频肿瘤消融术是在超声或CT等影像引导下，将电极针直接插入肿瘤或靶组织内。通过射频电场能量使病灶局部组织产生高温、干燥，最终凝固和灭活肿瘤或靶组织。其工作原理为：当发生器产生射频电流（460kHz）时，通过裸露的电极针使周围组织内正负离子在射频电场中产生高速振动和摩擦，继而转化为热能：其热能随时间逐渐储积并向外周传导，从而使局部组织细胞发生热变性和凝固性坏死。换言之,就是射频场内的组织本身产生的热能将其自身凝固和灭活。充分理解和认识射频组织消融的原理,对于指导临床治疗是非常有帮助的。通常射频消融所产生的组织坏死与病灶的大小和形态,与射频发生器所采用的发射功率、裸露电极的长度、电极针的空间分布、预设温度、组织阻抗和治疗持续的时间有关。现有的射频消融技术可以使单一电极产生直径为3～5cm的球形凝固灶,并可通过上述参数控制所需凝固灶的大小。

(一)适应证和禁忌证

同微波消融治疗。另外,当射频用于治疗装有体内或体外心脏起搏器的患者时,应予以特殊考虑,以避免射频之间的相互干扰。

(二)器具和术前准备

射频治疗仪:现代射频治疗仪已经能够达到单次进针产生足够大的热损伤灶(3～5cm),以满足不同的临床需要。常用的射频仪主要有:

1.PITA射频系统　该产品有几种规格可收放电极针(Model 70和Model 90 StarBurst XL Electrodes)。在绝缘的14G或15C套管针内腔中含7根或9根可回缩、可弯曲的不同长度的电极针束。电极针被伸出张开时呈球形空间分布。电极针束长3cm、5cm、7cm不等。电极针束中有4根或5根针顶配有热敏电偶,可以实时测量其邻近组织的温度。射频电流发生器的功率为50W或150W,发射频率为460kHz。此外,还需1个或2个地线板贴附在患者的背部或腿部。进行射频消融时,首先将电极针进针到需消融的肿瘤内,张开电极针至2/3的长度,然后启动射频发生器。射频仪的工作程序以25W功率开始发射,并逐渐增加。在30～120s内达到最大功率;同时系统自动监测电极针尖的温度并维持最大功率,直到所显示的温度达到预置的温度(通常是95～105℃)。这时操作者可将电极针缓慢地完全张开,控制程序会自动调节射频发射功率以维持靶区温度。随着组织被加热、脱水、干燥,维持靶区温度所需的功率将逐渐减小。通过温度反馈自动调节射频发射是锐达系统的主要特点。治疗较小的病灶,靶温度应维持8～

12min；较大的病灶，靶温度需维持25min。射频治疗结束后，若电极针温度在1min时仍在50℃以上，则表示射频消融效果比较满意。该公司的新一代产品可以通过射频电极针直接灌注生理盐水，从而获得较大的凝固性坏死灶。

2.PTG射频系统 该产品也由可回缩伞形的电极针和14G绝缘的套管针构成。14G套管针腔内含10根实心可回缩、弯曲的电极针束，被张开时形状如伞。电极针有不同的长度（伞形直径2～3.5cm）。射频交流电发生器发射功率为100W、工作频率为480kHz。该系统的特点是射频发射的运行取决于组织阻抗反馈而不是温度反馈。该射频仪目前临床已较少使用。

3.Radionics射频系统 该产品的电极针设计独特，与前两种完全不同。它采用中空的17G绝缘针，有2～3cm长的裸露针尖。封闭的针尖内含一个热敏电偶以监测邻近组织的温度。电极针的针杆内有2个内腔，通过水泵使冷却水循环灌注到针尖，因此又称为冷却电极。与非冷却电极相比，循环的冷却水能够降低针尖的温度，防止了针尖附近组织的干燥和炭化，降低阻抗，射频电流有效地使离子振动和摩擦产热，从而产生更大的凝固坏死灶。为了增加凝固坏死灶的体积，该公司设计一种可以将3根冷却电极针以等边三角形排列的集束电极针。试验表明这种设计可以产生较单根冷却电极针更大的凝固坏死灶。该射频电流发生器的峰值输出功率达到200W、工作频率为480kHz。临床操作时，首先将4个地线板贴于患者腿部，单根或集束的电极针由穿刺支架引导进针于肿瘤内。穿刺支架的作用是保持电极针的正确定向以及维持集束电极针的等距三角关系；然后将电极针与射频发生器及冷却水泵灌注系统（泵）连接，使无菌的冷却水通过针内腔循环流动。开始射频治疗后，自动程序系统会逐渐增加功率（电流强度）达到峰值200W，并维持电流峰值直至阻抗升高至初始水平的20Ω上；然后电极强度自动减至10W，15s后又自动回到峰值电流，直至阻抗再次增加。在阻抗升高以前，如果电流不能维持10s以上，那么下一周的功率将自动减小，以控制阻抗升高，如此有效地循环。射频治疗时间通常是12～20min，成功的射频消融往往使组织温度达到60～80℃。该系统的特点是以电阻抗反馈来调节电流的发射和射频程序的运行。

4.国产射频消融仪 以北京为尔福电子公司生产的WE7568极多射频肿瘤消融仪为例，该系统的最大功率可达200W，工作频率为290kHz。该产品的电极与Radiotherapeutics产品相类似。由可回缩的电极针和14G绝缘的鞘管式电极针构成。14G套管针腔内含10根实心、可回缩、向下弯曲的电极针束，被张开时所有细电极针尖分布在同一层面上，形如“灯笼骨架”。电极针有不同的长度，10支子针全部伸展后空间直径4.0～4.5cm，治疗时间5～15min。与Radiotherapeutics系统不同的是在母针尖端装有一个温度传感器，测温范围为70～90℃。

术前准备：同微波消融治疗。

（三）治疗方法和疗程

射频消融治疗可经皮、经膀胱镜、术中或借助腹部子切口手术与普通腔内超声探头配合的途径进行。其中经皮治疗途径最常用，与常规穿刺活检术相似。射频皮肤电极应贴于患者背部并靠近手术部位，应避开其他热源。在皮肤消毒过程中保持皮肤电极处干燥。另外，患者应避免皮肤间的接触，如双腿之间、手臂与腹外侧之间等。在治疗前，经腹超声应全面评价肝内病灶并测量其大小，确定治疗步骤，应做到因人而异、因瘤而别。治疗目的是尽可能灭活整个肿瘤及肿瘤周边1～2cm厚的“正常”肝组织。通常，首先对将要射频治疗的第一个肿瘤做病理活检。

在射频治疗过程中，实时监测射频场的温度变化和观察温度、能量和阻抗三者之间的关系非常重要，因这些参数可以间接反映射频治疗效果。如果射频治疗没有达到理想的预定温度，可以将多导电极抽回套针内一部分，以减少多导电极的裸露部分，这样射频的热量就会集中在比较小的区域内，从而达到预定温度，然后再将电极针全部打开，最终获得理想的凝固灶。同样，阻抗也可以影响温度的升高。阻抗在

40～70Ω时，达到预定温度的时间可能会比阻抗大于70Ω时快得多。如果阻抗很高，应检查皮肤电极的接触情况。如果某一电极温度明显低于其他电极，可能是这一电极位于大血管附近使得其局部热量被血流带走，这一现象被称为热量沉默效应。此时，可将多导电极缩回，通过旋转变换角度并重新布针，从而避开血管的影响。如果未能达到预定的理想温度，血管附近的组织可能未被完全灭活。当治疗完成时，应该用射频凝固穿刺的针道，利用针道凝固技术来防止潜在的肿瘤针道种植和达到止血的目的。当进行针道凝固时，首先将多导电极缩回到套针中，将射频能量设置在10～20W，然后在保持电极针针尖在70～80℃的情况下，将电极针缓慢地逐渐拔出。

目前的射频治疗仪均能够产生直径约3cm或以上的凝固坏死灶，对较小肿瘤一般一次射频治疗即可原位灭活。治疗较大肿瘤时，必经多次进针治疗使消融区相互重叠融合成一个足够大的凝固坏死灶，达到完全灭活肿瘤并获得所需的无瘤边缘。

超声引导下进行多次射频消融治疗时，周密设计治疗方案和进针的顺序是非常重要的。原则上，对单一肿瘤，治疗应先从肿瘤的远端深部开始，然后治疗近端浅表区域；对多个肿瘤的治疗，应先治疗位于深部的，然后再治疗表浅的，这样可以避免表浅肿瘤射频治疗后的气体反射（强回声）影响深部肿瘤的观察和射频治疗。对于血运丰富的肿瘤，其治疗策略是首先灭活血运丰富的肿瘤部分，这样会使剩余病灶的灭活更容易。医生应对要治疗肿瘤的空间分布有充分的立体认识和定位。操作者要利用实时二维声像图建立起三维立体图像的概念，这是确保完全灭活肿瘤关键的一环。

（四）疗效判断

同乙醇注射治疗后疗效判断。

（五）并发症及注意事项

并发症：同微波消融治疗。

注意事项：同微波消融治疗。

(六)临床意义

原发性和继发性肝脏肿瘤的射频消融治疗可以安全地经皮、经腹腔镜和经术中进行。射频消融技术的优点是:①原位灭活肿瘤并可控制凝固灶范围;②可反复治疗;③易耐受且并发症少;④可联合其他治疗方法。肝脏肿瘤的射频消融治疗已成为一项很有前景的微创治疗技术。成功率差异是多方面因素造成的,也包括患者的选择、操作者的经验和仪器的使用等。未来的射频消融治疗,成功的关键在于射频电极针技术上的改进,射频电流发生器的设计,开发更适合和更精确的影像检查技术,多种治疗技术的联合应用,以及更好地理解和掌握该治疗方法。射频消融将在多种肿瘤治疗中起到重要作用。随着这一技术的成熟和发展,将会取代目前适合于外科手术治疗的一些肿瘤性疾病。

【经皮门静脉穿刺化疗在肝癌治疗中的应用】

(一)适应证的选择

肝癌患者无论门静脉内有无癌栓,只要门静脉血流呈向肝性,无严重肝功能损害、无出血倾向及白细胞计数在 $3\times10^9/L$ 以上者即适合行门静脉穿刺注药治疗。

肝癌原发灶控制较差、门静脉完全阻塞且时间较长,或出现门静脉逆肝血流时则不再适合做本治疗。

(二)操作方法

患者一般取仰卧位或左侧卧位。常规消毒铺巾,超声择点定位,局麻后以 22GPTG 针(或国产 7 号 PTG 针)直入预定的门静脉分支,声像图上见穿刺的门静脉内显示强回声针尖并且回抽有血,证实针尖位于门静脉后,再缓慢推注化疗药。采用丝裂霉素+表柔比星+氟尿嘧啶三联化疗。对无癌栓者,一般首选病变侧门静脉Ⅰ级分支穿刺给药,因药物分布局限于半肝,所用剂量为经肝动脉给药量的 1/2,2～3 次为一个疗程,每次间隔 1 周。对有门静脉癌栓者,则行相应分支的近端门静脉穿刺,且根据病情和机体反应酌情增加化疗次数,一般为 3～5 次。

治疗前后分别行彩色多普勒超声检查及肝功能、血常规、肾功能检测。彩色多普勒超声检查于术前可清晰显示门静脉结构及各分支走行，确定门静脉的血流方向，有利于适应证的选择及准确穿刺。手术后可观察肿瘤大小及血供的变化，有助于疗效的判定。

（三）疗效的判定

疗效好者原有癌栓可缩小，完全填塞者可出现门静脉血流的再通，无癌栓者追踪观察示门静脉癌栓出现率明显较未行门静脉化疗者低。同时，患者临床症状明显改善，腹胀减轻、腹水减少。

治疗后部分患者可出现短期肝功能异常和（或）白细胞计数减低，半个月左右均可恢复正常。

（四）临床价值

门静脉癌栓不仅是继发性肝癌，也是原发性肝癌肝内转移的主要途径，是当前肝癌患者临床治疗中尤其是介入性治疗中的棘手问题。为了提高肝动脉栓塞和手术治疗肝癌的疗效，近年来开展了门静脉插管化疗。因需手术开腹完成，且术后化疗泵易发生阻塞，故极大地限制了临床的广泛应用。超声引导经皮穿刺门静脉给药，不仅方法简便、安全，并能获得一定的疗效。

第二节　脾疾病微波消融治疗

【目的】

超声引导下微波消融治疗脾大、脾功能亢进，保留脾，避免外科手术引起的严重并发症，为脾大、脾功能亢进症及脾脏外伤治疗提供一种新手段。

【适应证】

适应于所有可行全脾切除术的脾大、脾功能亢进症患者。

【禁忌证】

微波消融治疗脾大、脾功能亢进症无明确禁忌证，患者年老体弱、严重肝肾功能损害或严重的凝血功能障碍不能耐受介入手术者视为禁忌。

【术前准备】

1.术前检查血常规、血生化、肝肾功能检查、胰淀粉酶、凝血功能检查、胸透、心电图、增强CT/MRI。准确记录血小板、白细胞和红细胞。

2.实施微波消融治疗前,应向患者和其家属告知治疗目的、治疗风险、可能发生的并发症及预防措施等,征得患者及家属的同意并在手术知情同意书签字。

3.有凝血功能障碍、纠正低蛋白血症者,术前应予以纠正。

4.治疗仪器及器械准备:彩色多普勒超声仪,3.0~3.5MHz低频凸阵探头,探头无菌保护套,穿刺引导架;微波消融治疗仪;一次性微波消融针;消毒包,主要包括弯盘、镊子、尖手术刀、缝合针线等。

5.监护及抢救设备:配备多功能监护仪、氧气通道、麻醉机、除颤器、吸引器等必要的急救设备和药品,在消融过程中进行心电、呼吸、血压、脉搏、血氧饱和度监测。

6.制订治疗方案:根据超声CT、MR等影像学检查提供的资料制定微波消融治疗方案。

【操作方法】

1.术前禁食8~12h,禁水4h。消融治疗前给予患者适当的镇静药,对有出血倾向者,术前用维生素K和巴曲酶(立止血)等,建立静脉通道。

2.麻醉:经皮消融治疗一般采用利多卡因局麻,可附加静脉给镇静镇痛药,必要时静脉全身麻醉,静脉麻醉用药可采用芬太尼和咪达唑仑,也可用药效更强、作用时间更短的丙泊酚等。

3.患者右侧卧位,超声显示脾定位,进针选择脾的中上极。常规消毒铺巾,利多卡因局麻或静脉给药实施全麻。

4.微波消融治疗嘱患者屏气配合,超声引导避开血流丰富区域将微波天线穿入脾中下部背侧预定部位,启动微波治疗仪,作用功率为50~70W,作用时间为10~25min。再退针2~4cm,微波继续作用,直至脾包膜下，消融完毕后，出针时凝固针道，防止出血。消融完毕后即刻，超声探查腹腔有无液性暗区。

5.微波消融治疗术中超声评价术中超声显示微波消融呈以电极为中心的强回声，该强回声区随微波辐射时间的增加呈由中心向外逐渐扩大的区域，这是由于组织受热产生的微气泡逐渐向周围组织弥散所致。消融治疗后，可以借助CDFI或超声造影评估病灶坏死情况，后者可以显示组织的微循环灌注，更加可靠准确。也可在腹腔镜监视下完成消融治疗，患者气管插管全麻，左背部垫高30°斜位。脐上缘穿刺建立气腹后，30°腹腔镜探查腹腔，左中下腹腋前线及剑突下分别做另外两个切口。游离暴露脾的下极后，消融电极经皮刺入腹腔，腔镜监视下自下极或背侧进入脾，开始消融，微波消融作用与超声引导相同。

6.消融结束后拔出微波消融针，局部包扎、卧床休息，注意观察生命体征及腹部情况等，超声检查腹腔有无积液。治疗后应至少住院观察1d。需要再次治疗者，可在前次治疗后1周左右进行。

【注意事项和并发症】

1.注意事项

(1)穿刺时平静呼吸，屏气，减少移动，准确将微波天线放在预定部位。

(2)禁止无辐射反复穿刺。

(3)脾表面足够麻醉是防止术中疼痛的关键；也可在全麻下进行微波消融治疗。

(4)微波天线尖端裸露≥2.7cm。

(5)保护脾门结构，防止损伤胰腺、肠道、肾脏、大血管等。

(6)肝硬化、脾大患者脾动脉流速增高，周围区和下极流速相对较低，可作为脾微波消融治疗的相对安全进针入路，以减少出血的发生。

(7)防止皮肤烫伤，边出针边凝固针道。

(8)治疗时应根据患者情况和脾大小选择不同功率，时间和治疗次数，合理设计多点组合、正确布针，有利于提高疗效。

(9)分次消融，即每次微波消融比例 20%～40%，当血细胞计数明确下降时，可进行再次消融，使患者血细胞计数始终保持在较高水平，并避免了大范围消融的风险。

(10)脾大脾亢患者，血管明显扩张，脾实质血供极丰富，脾各级血管动脉、静脉均明显扩张，动脉流速增高，呈高灌注状态，因此扩张的大血管散热和组织的高灌注状态两大因素在脾亢时均显得尤为突出。适当地提高功率，很快形成一个高温区，直接造成血管内皮损伤、血栓形成，凝固了血管，阻断血流，很快消除了由于大血管散热对温升的影响，有效地提高了微波的热效率，保证了适当地提高功率、延长时间可以有效地扩大消融范围，一次可消融较大体积的脾组织。高功率凝固较大的血管，达到迅速止血的作用。

2.并发症　微波消融治疗脾大、脾功能亢进症较少引起严重并发症。较为常见的并发症包括发热、局部疼痛、一过性血红蛋白尿、少量胸腔积液等。此外，并发症的严重程度与消融范围密切相关，即消融范围越大，微波消融治疗脾功能亢进症的疗效越明显，但存在的风险也越高，研究发现，消融范围在 20%～40%既能够取得确切疗效又可避免严重并发症发生。

(1)发热：是由于组织凝固性坏死所引起的吸收热。多数患者发热开始于术后第 1 天并持续 2～4d，体温在 38.5℃以内无需特殊处理，如体温持续超过 38.5℃，考虑感染可能，可给予对症治疗。

(2)疼痛：与烧灼刺激有关，较为常见。几乎所有患者均有左上腹疼痛，一般 1～3d 内好转，部分持续约 1 周后好转。

(3)一过性血红蛋白尿：血红蛋白尿是由于微波对较大血管内红细胞的大量破坏，血红蛋白释放入血，并随着血液流动到达肾脏排出所致。进针时避开脾门区，远离大血管有助于防止严重的血红蛋白尿发生而影响肾功能。

(4)胸腔积液：发生率约为 20%，多为反应性，脾脏微波消融较常发生左侧少量胸腔积液，术后 2～3 周吸收，中-大量胸腔积液少见，可行超声引导下穿刺抽吸治疗。

(5)出血:常表现为消融后针道出血,出针前进行针道消融能够有效防止出血的发生。此外,对肝硬化、脾大患者,选择脾周围区及下极作为进针路线可减少出血的发生。

(6)周围器官烫伤:即腹壁、膈肌、胰腺、肾脏、结肠的烫伤,防止周围脏器的烫伤,需注意进针位置的准确性,并考虑到进针处脾的厚度应超过可能消融的宽径,因此电极插入位置与脾的冠状切面角度不宜太小,并于矢状面即前后径中点进针。应用水循环内冷式微波电极,消融时针杆温度始终控制在50℃以下,可有效防止皮肤烫伤的发生。

【疗效评价】

消融术后7d行超声检查,测量脾脏大小(最大长径、厚度)、记录脾的各级血管,即脾门动、静脉,脾叶动、静脉,脾段动、静脉,脾亚段动、静脉和小梁动、静脉的内径和流速。同时测量门静脉主干、肝动脉主干、门静脉左右支、肝动脉左右支的内径和流速。

为准确判断消融体积的变化,可行超声造影检查,脾内无增强区域即为消融区。CT增强扫面显示周围正常脾组织强化,而凝固区密度更低,局部无强化,为脾组织完全性凝固性坏死表现,部分区域微波未能阻断较大血管,增强后局部有强化,证明该区域脾组织存活。如评价结果提示消融不完全,宜再次行消融治疗,消融完全的病例可每2个月复查1次,随访内容为影像学及血常规、血淀粉酶及肝功能检查。

【术后记录内容和要求】

1.基本信息　患者的姓名、性别、年龄、住院号和床号、超声检查号、申请科室、治疗部位、申请目的、仪器和探头型号及术前诊断。

2.图像部分　采集的图像最好3张以上,包括显示有大小测量值的脾脏病灶二维声像图、CDFI的声像图、微波天线置于病灶位置及其针道的声像图、治疗过程中气体弥散的声像图、治疗结束消融范围的声像图等。

3.文字描述

(1)术前诊断与手术名称:脾疾病微波消融治疗术。

(2)一般情况:患者所取的治疗体位,治疗前的常规消毒、铺巾,麻醉方式、麻醉用药名称及用量。治疗肿瘤的数目、部位、大小、回声、血流、周围有无重要脏器及血管。

(3)治疗过程:引导方法、微波治疗系统的名称、微波天线的规格、穿刺进针次数,微波能量发射次数、功率、时间;有无使用辅助方式引导穿刺治疗,如超声造影、虚拟导航、人工腹水、人工胸腔积液等。

(4)术后复查:15～20min后超声检查术后腹腔有无出血。有无术后立刻超声造影评估疗效及结果。

(5)结果评估:对手术过程和效果的总体评价,记录患者有无不适表现和反应,术中处理、用药和效果,并描写患者离开诊室时的一般情况。

(6)术后注意事项:需记录术后注意预防的并发症,如发热、出血、感染等,术后监护4h禁食、卧床、补液。卧床休息8h后,普通进食,保持伤口干燥3d,禁止剧烈运动2周。告知可能并发症,如有异常应及时随诊。

4.署名　包括医师签名、操作日期和时间、记录者姓名等。

第三节　肺肿瘤微波消融治疗

【目的】

1.减瘤治疗,为手术切除等治疗方法提供机会。

2.减轻患者临床症状,延长生存时间。

【适应证】

1.全身状态差不能耐受或拒绝手术切除者、手术切除后复发者、其他器官肿瘤转移至肺者。

2.超声能显示的周围型肺肿瘤及合并肺不张的中央型肺肿瘤。

3.一般用于肿瘤直径≤5cm 单发结节，或多发结节<3 个。

【禁忌证】

1.严重心肺功能不全者。

2.全身出血性疾病，如凝血功能障碍不能控制者，凝血酶原活动时间≤50%，血小板计数<5×10^9/L。

3.特殊部位如靠近心脏、大血管者应慎用微波及消融治疗，可对这些区域辅助化学消融治疗。

4.严重胸腔积液者、巨大肺癌或弥漫性肺癌、血液系统病变和妊娠等情况，不宜采用微波消融术。

5.装有体内外心脏起搏器者，应避免采用微波治疗。

【术前准备】

1.检查血常规、血生化、肝肾功能、肿瘤标记物、凝血功能、CT/MRI、心电图、心肺功能等检查。

2.患者准备

(1)介绍治疗过程及治疗可能发生的并发症，签署手术知情同意书。

(2)吸烟患者于术前 1 周开始戒烟。嘱患者进行屏气练习，以便术中配合。

3.术前仪器设备准备

(1)仪器选择：彩超仪，一般选取低频凸阵探头引导，探头频率 2.5～3.5MHz；浅表肿瘤(如胸壁肿瘤)可选择高频线阵探头，探头频率 7～10MHz；微波消融治疗仪。

(2)器械准备：穿刺引导架、14G 一次性微波消融针、探头无菌保护套、消毒器械等。

(3)监护及抢救设备配备：多功能监护仪、有氧气通道、麻醉机、除颤器、吸引器等必要的急救设备和药品，在消融过程中进行心电、呼吸、血压、脉搏、血氧饱和度监测，做好心、肺、脑抢救复苏。

(4)制订治疗方案：根据 CT、超声等影像学检查提供的肿瘤大小、形态、部位等制订微波消融治疗方案。

周围型肿瘤或部分中央型肺肿瘤可采取单纯微波消融；病灶位于特殊部位，如靠近心脏、气管或大血管者，可对这些区域辅以化学消融治疗。肺转移癌应用肿瘤原位消融联合全身化疗等综合治疗。

【操作方法】

1.*消融治疗*　治疗前给予患者适当的镇静剂，对有出血倾向者，术前用维生素 K 和巴曲酶（立止血）等，建立静脉通道。患者取仰卧或侧卧位，术前确定肿瘤的大小、部位，并选择穿刺点和进针路径。

2.*麻醉*　多采用局部浸润麻醉加静脉镇静镇痛剂，必要时静脉全身麻醉。同时监测患者血压、心率、呼吸及周围血氧饱和度。

3.*微波消融治疗*　按照先肿瘤深部后浅部及多切面定位的原则制订治疗方案和顺序。根据肿瘤大小和形态选择不同功率，时间组合，一般先用 60W 100～300s，然后 30～40W 300～600s，直径≥3cm 的肿瘤一次多点凝固，设计从三维空间热场上覆盖病灶。若肿瘤内或周边有较大穿行血管，可首先选取大功率 70～80W 100s 凝固，阻断血供防止出血。治疗完毕，出针时仍保持微波辐射，以预防针道出血。布针考虑从三维空间热场上覆盖病灶，采用由深至浅分段凝固、多点多部位，完全消融病灶和周围部分正常肺组织。对直径＞5.0cm 病灶，主要针对肿瘤周边包围治疗。完成 1 点治疗后，针尖后退约 1.0cm，再次重复以上步骤。治疗结束后对针道行微波凝固，避免出血或针道转移。肿瘤直径＜3cm 时行 1～2 点消融，直径 3～5cm 者行 2～3 点消融，直径＞5cm 者行 4～8 点消融。治疗目的应完全灭活肿瘤及肿瘤边缘的正常肺组织不能少于 0.5cm，因此，对＞2cm 以上的肿瘤不能只进行单次射频治疗，对较大肿瘤必须多次治疗使坏死灶互相重叠，融合成一个大的凝固坏死灶，这样才能完全灭活肿瘤并达到所需的无瘤边缘。消融时可导入测温针，测量天线中心和周围温度。

4.微波消融治疗者，超声显示能量辐射区呈高回声，与病变组织脱水、变性、组织水分气化等有关，之后逐渐减低呈低回声。消融治疗后，可以借助CDFI或超声造影评估病灶坏死情况，后者可以显示组织的微循环灌注，最为准确。

5.术后包扎伤口，嘱患者卧床休息，严密观察生命体征。

【注意事项和并发症】

1.注意事项

(1)病灶位置特殊，如靠近心脏、大血管者消融应慎重，可对这些区域进行微波或射频消融联合化学消融，但因注意剂量和注入速度，以免乙醇渗入气道引起呛咳。

(2)合并肺不张的中央型肺肿瘤消融时要使用彩超引导，避开不张肺组织内丰富的血管。

(3)不宜经过含气肺组织穿刺。

(4)消融邻近部位直径＞1mm的血管可产生“热能衰减效应”，使消融范围减小，可用药物减少血流量等方法减弱此效应以获得满意的消融范围。

(5)热消融过程中，由水蒸气和细胞产物构成的微气泡经常用于粗略评价凝固范围，但并不准确，可导致评估凝固范围过小或过大，应在术后1个月行超声造影或CT增强扫查以明确凝固范围。

2.并发症

(1)疼痛：为消融常见并发症，患者可有穿刺局部轻、中度疼痛，数天后可缓解，若疼痛剧烈，则应给予相应镇痛药物治疗。术前于病灶中注入少量利多卡因可减轻疼痛。

(2)气胸：术中、术后注意观察患者是否有喘憋、呼吸困难等情况，术后行胸部X线检查。少量气胸可自行恢复，中至大量气胸应行胸腔闭式引流。由于超声的实时引导特点，若沿预期进针路径进针则可避免气胸发生。

(3)出血：包括胸腔内出血及咯血。若肿瘤内或周边有大血管穿入，可先选取大功率(70～80W)将其凝固。对于有出血倾向者，术前、术后应用维生素K和巴曲酶(立止血)。

(4)发热:常由肿瘤坏死产生的吸收热所致,一般体温<38.5℃,无须特殊治疗。

(5)感染:术后体温持续不降或>39℃应考虑感染,术中注意无菌操作,术后给予抗生素预防可减少感染发生的概率。

(6)皮肤损伤:消融时针杆热量可造成针旁皮肤烫伤,近年来水冷式微波消融仪的广泛应用大大减少了此并发症的发生率。

(7)针道种植:转移发生率极低,边辐射能量边退针可避免其发生。

【疗效评价】

1.病灶完全坏死 治疗后1个月增强CT/MRI病灶不强化,CDFI或超声造影检查病灶内无血流,整个病灶回声增强,血清肿瘤标记物阳性者治疗后1个月转阴,患者临床症状消失。

2.病灶部分坏死 治疗后1个月增强CT/MRI病灶部分强化,CDFI或超声造影检查病灶内有血流,病灶部分增强或不增强,患者临床症状改善。

【术后记录内容和要求】

1.基本信息 患者的姓名、性别、年龄、住院号和床号、超声检查号、申请科室、治疗部位、申请目的、仪器和探头型号和术前诊断。

2.图像部分 采集的图像最好3张以上,包括显示每个肿瘤大小测量值的肺脏病灶二维声像图、CDFI的声像图、微波天线置于病灶位置及其针道的声像图、治疗过程中气体弥散的声像图、治疗结束消融范围的声像图等。

3.文字描述

(1)术前诊断与手术名称:肺肿瘤微波消融术。

(2)一般情况:患者所取的治疗体位,治疗前的常规消毒、铺巾,麻醉方式、麻醉用药名称及用量。治疗肿瘤的数目、部位、大小、回声、血流、周围有无重要脏器及血管。

(3)治疗过程:引导方法、微波治疗系统的名称、微波天线的规格、穿刺进针次数,微波能量发射次数、功率、时间;有无使用辅助方式引导穿刺治疗，如超声造影、虚拟导航、人工胸腔积液等。

(4)术后复查：15～20min后超声检查术区有无出血。有无术后立刻超声造影评估疗效及结果。

(5)结果评估：对手术过程和效果的总体评价，记录患者有无不适表现和反应，术中处理、用药和效果，并描写病人离开诊室时的一般情况。

(6)术后注意事项：需记录术后注意预防的并发症，如咯血、出血、气胸等，术后监护4h禁食、卧床、补液。卧床休息8h后，普通进食，保持伤口干燥3d，禁止剧烈运动2周。告知可能并发症，如有异常应及时随诊。

4.署名 包括医师签名、操作日期和时间、记录者姓名等。

第四章 介入性超声在妇产科的应用

第一节 妇科疾病超声引导穿刺活检

【目的】

通过超声引导穿刺盆腔包块获取活体组织，经病理检查明确病变的性质如肿瘤的良性、恶性或子宫内膜异位、炎症等，为临床的处理提供依据。

【适应证】

1.临床表现符合晚期妇科恶性肿瘤无法耐受手术或需先期化疗的盆腔包块或大网膜肿块。

2.盆腔炎表现、抗感染治疗效果不佳的盆腔包块。

3.妇科检查呈冰冻骨盆、边界不清的盆腔包块。

4.妇科肿瘤术后又出现的性质不明的盆腔包块。

5.疑似恶性肿瘤、宫颈活检阴性的宫颈管内包块。

6.需除外转移癌的肿大盆腔淋巴结。

【禁忌证】

能够耐受手术治疗的各种卵巢肿瘤。

【术前准备】

1.化验血常规、凝血四项、血清四项（乙肝、丙肝、艾滋、梅毒）。

2.签穿刺活检知情同意书，交代可能出现的异常情况。

【操作方法】

1.选择穿刺路径:经腹壁或经阴道(图 4-1,图 4-2),选最短路径并能避开肠管及血管等脏器。

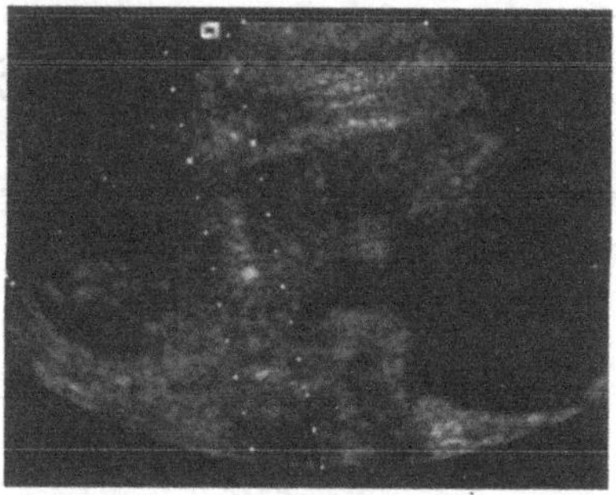

图 4-1　卵巢癌经腹壁穿刺活检

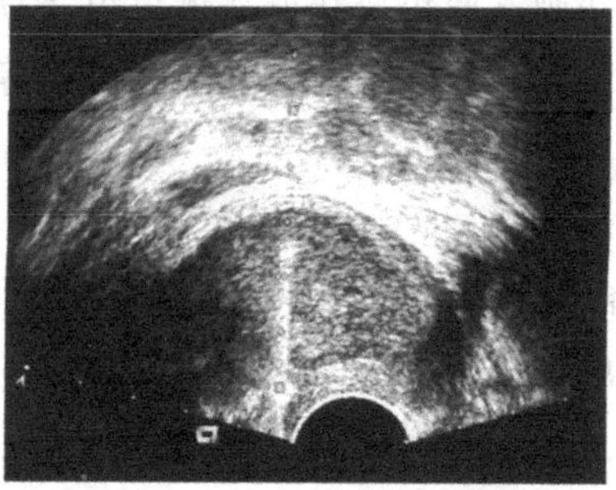

图 4-2　内生型宫颈癌经阴道穿刺活检

2.局部碘伏消毒、铺无菌巾。

3.超声探头消毒或无菌塑料膜隔离,安装穿刺引导架。

4.经腹壁穿刺进行局部麻醉(经阴道穿刺无须麻醉)。

5.选择包块血供丰富的区域作为靶目标进行穿刺。

6.采用自动活检枪、18G 活检针在超声实时引导下沿穿刺引导线穿刺,获取组织 2～3 条。

7.组织条置于滤纸片上甲醛溶液固定后送病理科检查。

【注意事项和并发症】

1.穿刺活检的取材成功率可达98%以上，获得病理诊断的概率可达95%以上，少数病例穿刺后仍可能无法明确诊断。

2.穿刺活检可能引起穿刺部位出血，必要时需进行局部按压。

3.穿刺活检可能会导致肿瘤的针道种植转移。

【术后记录内容和要求】

1.基本信息　患者的姓名、性别、年龄、门诊号/住院号和床号、超声检查号、申请科室、检查部位、申请目的、仪器和探头型号、术前诊断。

2.图像部分　采集的图像最好3张以上，包括有显示肿物大小测量值的二维声像图、CDFI声像图、穿刺针及其针道的声像图、术后复查的图像。

3.文字描述

(1)施行手术名称：超声引导下妇科疾病穿刺活检术。

(2)一般情况：穿刺体位，穿刺前的准备程序，如常规消毒、铺巾，局部麻醉。包括靶肿瘤位置、大小、形态、边界、内部回声、血供情况。

(3)穿刺过程：包括引导方法、穿刺针规格、进针次数、取出组织长度、数量及大体病理表现、标本的保存和处理方式、压迫穿刺点方法和时间等。

(4)术后复查：15～20min后超声检查术后有无出血。

(5)结果评估：对手术过程和效果的总体评估，记录患者有无不适表现和反应，术中处理、用药和效果，并描写病人离开诊室时的一般情况。

(6)术后注意事项：术后压迫止血15min，卧床休息8h、少量进食、保持伤口干燥3d，禁止剧烈运动1周。告知可能并发症，如有异常随诊。

4.署名　包括医师签名、操作日期和时间、记录者姓名等。

第二节 盆腔囊肿穿刺治疗

【目的】

在超声引导下以最小的损伤、最少的痛苦对妇科囊性病变进行治疗。

【适应证】

经阴道或经腹壁穿刺可及且能避免损伤其他脏器、血管的妇科良性囊性病变,尤其是术后并发、复发的病变,主要包括以下几种情况。

1.盆腔包裹性积液(持续存在,有症状,非手术治疗无效)。

2.卵巢巧克力囊肿(囊液极黏稠似淤泥者不适合)。

3.卵巢单纯性囊肿(壁薄光滑,无乳头及实性凸起,持续存在 3 个月以上不消失)。

4.单纯性卵巢冠囊肿。

5.宫颈及阴道囊肿。

6.盆腔脓肿,包括输卵管积脓。

7.症状性输卵管积水。

8.巨大卵巢黄素囊肿。

9.巨大疼痛性淋巴囊肿等。

注意,多房囊肿介入治疗费时长且效果较差;无症状的手术后包裹性积液可先观察。

【禁忌证】

1.不能除外卵巢恶性肿瘤的囊性包块(囊壁及分隔不规则增厚、囊内有乳头样凸起等)。

2.囊性畸胎瘤。

3.对乙醇过敏者不能进行无水乙醇硬化治疗。

【术前准备】

1.治疗应安排在非月经期,卵巢巧克力囊肿最好在月经干净后尽早进行。

2.术前化验检查:血常规、凝血功能、血清四项(乙肝、丙肝、艾滋病、梅毒)及肿瘤标记物(CA125)等。

3.向患者及家属介绍超声介入治疗的特点,术中术后可能遇到的问题及各种并发症等,取得理解与配合,并签署手术知情同意书。

4.治疗前再次超声检查了解病变的位置、大小、囊液黏稠程度,据此决定使用的穿刺针型号及穿刺路径等,准备好治疗需要的相关药品。

【操作方法】

1.*穿刺路径及体位*　病变位于盆腔前上部接近前腹壁者选择经腹壁途径穿刺,患者取平卧位;病变位于盆腔底部靠近阴道穹隆的已婚患者,选择经阴道途径穿刺,患者取膀胱截石位。总之,穿刺途径以距离最短,又能避开其他重要脏器为宜。若两个途径均可,应首选经阴道途径,后者显示病变清晰,囊液易抽净,治疗过程受肠管影响小,治疗更能保证效果。

2.*消毒与麻醉*　用碘伏消毒,经腹壁穿刺可用2%利多卡因于穿刺点局部浸润麻醉,亦可不进行麻醉,后穹隆进针者不用麻醉。

3.*穿刺抽液及冲洗*　根据病变位置、大小与囊液黏稠度选择不同长度与粗细的一次性PTC针,经腹壁穿刺可选用较短(如15cm长)的针,经阴道穿刺至少应选用18cm长的针,囊液黏稠者需选用较粗的针(如16G),病变体积小、张力低的囊肿可选用非常细的21G针,一般囊肿则选用18G针。进针时宜采用快速有力的手法,针尖进入囊腔后调整至囊腔中心,拔出针芯,针尾连接塑料延长管及注射器,将囊液抽吸干净。若囊腔内的液体为黏稠的陈旧性积血或脓液,需注入生理盐水或抗生素生理盐水反复冲洗囊腔,至冲洗液干净清亮后完全抽出。

4.*硬化治疗*　以无水乙醇为硬化剂,单次注入量为抽出囊液容量的1/4至2/3左右,较大囊肿单次注入量以不超过60ml为宜,注入硬化剂留置3min后完全抽出。若抽出无水乙醇量多于注入量的10%说明囊液残留过多无水乙醇被稀释,计为一次无效硬化治疗,应重新注入硬化剂。

5.其他囊内用药 盆腔脓肿在冲洗干净后注入抗生素留置，有药敏结果的据此使用敏感抗生素，无药敏结果的常规使用甲硝唑注射液＋庆大霉素治疗。

6.单纯抽液及置管引流 巨大卵巢黄素囊肿及妇科恶性肿瘤淋巴清扫术后出现的持续性症状性淋巴囊肿，单纯抽液即可，无须进行硬化。单纯抽液仅能短时间缓解症状，需反复穿刺抽液的巨大持续症状性淋巴囊肿及晚期妇科恶性肿瘤顽固性腹水的患者，还可采用置管引流的方法，使不断产生的液体能随时流出，从而减轻患者的痛苦。

【注意事项和并发症】

1.注意事项

(1)选择穿刺路径时一定要注意避免损伤肠管、膀胱、血管等重要脏器，一定要在能清楚显示的条件下进行穿刺；要选择合适的针具，囊液黏稠时若选用细针可能无法完成治疗，经阴道穿刺若选用的针太短，有可能治疗过程中针尖脱出囊腔导致治疗失败。

(2)治疗的病变为多房囊肿时应对每个囊腔逐个分别穿刺抽吸硬化，治疗开始前仔细检查设计好治疗方案，应由近及远、由大到小进行治疗，尽可能一次经皮或经阴道穿刺，在囊肿内部通过改变针尖的方向和位置逐个完成全部囊腔的治疗，尽量避免每次都退出病变后再重新穿刺。抽液及硬化治疗整个过程中注意调整针尖位置，使其始终位于囊腔中央部位，以免针尖贴壁致使囊腔内液体不能完全抽净或刺穿囊壁。

(3)无水乙醇作为硬化剂，注入囊腔后患者都会有不同程度的疼痛反应，多数患者能耐受，但个别患者疼痛反应剧烈，可能导致硬化治疗失败。硬化治疗疼痛反应多发生在开始注入无水乙醇时，随着酒精留置时间的延长疼痛会逐渐减轻；或采用少量多次注入短时间留置的方法，可使部分患者慢慢适应无水乙醇硬化时的疼痛，提高成功率。对于以上处理仍不能耐受无水乙醇者，可考虑选择其他刺激性小的硬化剂。

(4)当囊液过于黏稠时,如巧克力囊肿,可在抽出少量囊液后注入肝素或尿激酶使囊液稀释后再抽吸。

(5)囊肿体积巨大者,单次穿刺硬化治疗常不能达到治愈,可间隔一些时间(2～3 个月)后重复硬化治疗,以提高治愈率。

(6)巨大囊肿的穿刺抽液治疗一定不要抽液速度过快(18G 针用注射器手工抽吸的速度完全合适),以防腹压骤降并发症。

2.并发症

(1)阴道壁损伤出血或腹壁针眼出血:经阴道穿刺者,穿刺针及引导架有可能划伤阴道壁,应在窥器暴露下放置附上引导架的阴道探头,且尽量一次放置到后穹隆的预定进针点,避免大范围盲目调整探头位置,探头位置固定好后再将穿刺针沿引导支架进行穿刺,治疗结束后应检查有无阴道及腹壁针眼处出血,发现有活动性出血者,应及时用纱布加压止血,卧床休息,出血多能自行停止。

(2)乙醇吸收与刺激反应:部分患者治疗后会出现乙醇吸收反应,特别是乙醇保留过多者,如头晕、恶心、呕吐、心动过速等,个别患者拔针后甚至出现一过性虚脱,为微量乙醇刺激针道所致,以上症状经卧床休息,对症处理多可缓解。

(3)发热:少数患者有治疗后吸收热,通常不高于 38℃,多持续 3d 左右消失,若体温持续不降,伴有血象增高,盆腔压痛、反跳痛,提示继发感染,非手术治疗不奏效时,应及时穿刺引流后抗生素灌洗留置并配合全身抗生素治疗。

(4)其他:偶尔会发生少量乙醇漏至盆腔、盆腔内出血、膀胱损伤等并发症,术后应积极对症处理,严密观察患者生命体征、有无腹痛、盆腔内积液量及尿液颜色改变等。

门诊患者治疗后应观察 0.5h,生命体征平稳及一般状况良好者可离开,并交代注意事项。只要严格掌握穿刺适应证和操作方法,妇科囊性病变的超声介入治疗是安全的,术后很少发生严重并发症。

【疗效评价】

通常介入治疗3个月后进行初步疗效评价，疗效评价标准：囊性病变消失为治愈；体积缩小>1/2为有效；体积不缩小或缩小<1/3为无效。未达治愈的患者，可以进行重复介入治疗。

【术后记录内容和要求】

1.基本信息　患者的姓名、性别、年龄、门诊号/住院号和床号、超声检查号、申请科室、检查部位、申请目的、仪器和探头型号、术前诊断。

2.图像部分　采集的图像最好3张以上，包括治疗前囊肿最大切面的图像、进针后针尖位于囊腔内的针道切面图像、治疗中及治疗后囊肿缩小闭合的图像，以及旁边遗留尚未治疗囊肿的图像，以便随诊和疗效评估。

3.文字描述

(1)手术名称：超声引导下盆腔囊肿穿刺治疗术。

(2)一般情况：穿刺体位，穿刺前的准备程序，如常规消毒、铺巾，局部麻醉。囊肿大小、回声和囊肿周围有无大血管。

(3)穿刺过程：包括引导方法、穿刺途径和穿刺点，穿刺针规格、进针深度、抽吸囊液量、颜色和性状，硬化剂名称、量等。必要时囊液标本送检。

(4)术后复查：15～20min后超声检查术后穿刺路径和盆腔有无出血。

(5)结果评估：对手术过程和效果做总体评估，记录患者有无不适表现和反应，术中处理、用药和效果，并描写病人离开诊室时的一般情况。

(6)术后注意事项：术后压迫止血10～15min，术后卧床休息4～8h，普通进食，保持伤口干燥3d，禁止剧烈运动。告知复查时间和可能并发症，如有异常应及时随诊。

4.署名　包括医师签名、操作日期和时间、记录者姓名等。

第三节　介入性超声在产科的应用

采用介入性超声技术获取胎儿或相关组织进行产前诊断，对异常妊娠在超声引导下进行治疗处理。

一、绒毛活检

【适应证】

1.孕妇预产期年龄≥35 岁。

2.孕早期血清学筛查异常，第一孕期超声筛检高危或发现胎儿结构异常者。

3.染色体异常儿生育史。

4.家族遗传病史。

5.单基因遗传病或代谢性疾病儿生育史。

6.不良孕产史。

注意，绒毛活检适宜在怀孕的 10～13 周施行。

【禁忌证】

1.Rh 阴性孕妇已被 Rh 阳性胎血致敏。

2.宫颈病变或阴道炎症行经宫颈绒毛活检。

3.HIV 阳性。

4.有出血倾向。

5.无医学指征的胎儿性别鉴定。

6.先兆流产。

7.其他不宜介入检查的疾病。

【术前准备】

1.查血常规、HIV 抗体、HBsAg、抗梅毒抗体、ABO 血型和 Rh 因子，如 Rh(－)，查间接 Coombs 试验，告知胎母输血的风险，建议准备抗D球蛋白。

2.常规消毒、铺巾。

【操作方法】

1.经宫颈取样

(1)孕妇适当充盈膀胱,取膀胱截石位,经腹或经阴道超声观察子宫位置、胚胎或胎儿情况、绒毛位置。

(2)在超声引导下,将长25cm、直径1.5mm的聚乙烯套管(内置硬导丝)经宫颈插入宫腔,套管顶端到达叶状绒毛膜所在位置,退出导丝。

(3)20ml注射器抽吸1ml肝素生理盐水,连接套管,抽拉注射器栓至10ml产生负压,并在保持负压的状态下缓慢退管。

(4)将混有绒毛的肝素盐水送检。

(5)如1次活检的绒毛组织量不够,可按上述方法再操作1次。

(6)术毕立即观察胎囊大小及胎心搏动,孕妇卧床休息1h。3次取样均未抽取到绒毛组织为活检失败。

2.经腹取样　超声引导下徒手或利用穿刺引导架采用双针套管技术完成(引导套针为18G或19G,活检针为20G或21G)。

(1)孕妇仰卧位,在超声引导下将引导套针沿胎盘的长轴进针。

(2)引导套针经腹壁及子宫壁穿刺入胎盘后,退出针芯。

(3)将活检针经引导套针送至胎盘绒毛组织内,去除针芯,连接含1ml肝素生理盐水的20ml注射器,抽拉注射器栓至10ml,在保持负压的状态下,小幅度上下提插活检针抽取绒毛组织。

(4)将混有绒毛的肝素盐水送检。

(5)如1次活检的绒毛组织量不够,可再次将活检针插入引导套针内抽吸。

【注意事项及并发症】

1.注意事项

(1)经阴道绒毛活检,声像图可以准确显示导管从颈部到胎盘取样位置的进针路线。在吸取绒毛组织之前,导管的尖端应在胎盘的分叶中停留一段时间后再抽吸。

(2)经腹绒毛活检时，对后位胎盘穿刺针应尽量避免穿破羊膜结构。

(3)母体的膀胱完全排空和超声探头加压可以使子宫变直，后位胎盘可以经腹壁监视经阴道穿刺或经阴道超声引导穿刺。

2.并发症

(1)流产。

(2)绒毛膜下血肿或穿刺后阴道出血，经腹部操作的阴道出血率低于经阴道操作的出血率(0.2%：2.5%)。

(3)感染。

(4)胎盘置入：局限性胎盘置入的发生率约1%。

【临床评价】

绒毛活检的主要优点是能更早得到诊断结果，能采取更简单、安全的方法终止异常胎儿妊娠。

【术后记录内容和要求】

1.基本信息　患者的姓名、性别、年龄、孕周、门诊号/住院号和床号、超声检查号、申请科室、检查部位、申请目的、仪器和探头型号、术前诊断。

2.图像部分　采集的图像最好3张以上，包括有显示靶绒毛的二维声像图、CDFI声像图、穿刺针及其针道的声像图、术后复查的图像。

3.文字描述

(1)施行手术名称：超声引导下绒毛活检术。

(2)一般情况：孕妇的穿刺体位，穿刺前的准备程序，如常规消毒、铺巾，局部麻醉。包括绒毛位置、血供情况。记录胎儿活动和胎心情况。

(3)穿刺过程：包括引导方法、穿刺针规格、进针次数、取出组织长度、数量及大体病理表现、标本的保存和处理方式、压迫穿刺点方法和时间等。

(4)术后复查:术后15～20min后超声检查有无穿刺点、子宫周围、腹腔、羊膜囊出血,胎儿活动和胎心是否正常。

(5)手术过程的总体评价:孕妇和胎儿生命体征是否平稳,术后有无不适及并发症,描写病人离开诊室时的一般情况。

(6)术后注意事项:术后压迫止血15min,卧床休息8h、少量进食、保持伤口干燥3d,禁止剧烈运动1周。告知可能并发症,如有异常应及时随诊。

4.署名 包括医师签名、操作日期和时间、记录者姓名等。

二、羊膜腔穿刺

【适应证】

1.中期妊娠(16～20孕周)

(1)胎儿染色体核型检查。

(2)胎儿发育异常、代谢性疾病的羊水生化指标测定。

(3)羊水过多时羊水减量,或过少时的羊膜腔灌注。

(4)羊膜腔内注药终止妊娠。

2.晚期妊娠

(1)胎儿成熟度评估。

(2)母子血型不合的诊断。

(3)促胎儿成熟治疗。

(4)胎儿宫内发育迟缓或羊膜炎患者羊膜腔内注药治疗。

【禁忌证】

1.先兆流产。

2.术前两次测量体温(腋温)>37.2℃。

3.有出血倾向(血小板≤70×10^9/L,凝血功能检查有异常)。

4.有盆腔或宫腔感染征象。

5.无医疗指征的胎儿性别鉴定。

【术前准备】

1.严格掌握适应证及禁忌证。

2.查血常规、HIV 抗体、HBsAg、抗梅毒抗体、ABO 血型和 Rh 因子,如 Rh(—),查间接 Coombs 试验,告知胎母输血的风险,建议准备抗 D 球蛋白。

3.超声检查了解胎儿、羊水及胎盘附着情况。

【操作方法】

1.孕妇取平卧位,超声确定羊水最深部位作为穿刺进针点(避开胎儿并尽量避开胎盘)。

2.常规消毒、铺巾。

3.超声引导下穿刺针(20G～22G、长 15～20cm)刺入羊膜腔内,取出针芯,抽吸 10～30ml 羊水送检。

4.进行宫内治疗者注入相应的药物。

【注意事项及并发症】

1.注意事项

(1)穿刺过程中出现子宫收缩或胎动频繁,应停止操作。

(2)一次穿刺失败只允许重复 1～2 次,且不能在同一部位重复进针。

(3)如果穿刺失败,再穿刺应在 2 周后进行。

(4)术毕超声观察胎心、胎动和羊水情况。

(5)双胎妊娠时,在超声引导下先穿刺一个妊娠囊,抽吸羊水后,换穿刺针穿刺另一个妊娠囊。

2.并发症

(1)流产:流产率约为 0.06%,多次穿刺会使流产率增加。

(2)损伤和出血:包括母体腹壁、子宫、脐带、胎盘或胎儿损伤,可发生腹壁、子宫浆膜下、脐带或胎盘血肿、胎儿出血。损伤会导致羊水内血染。

(3)羊水渗漏:羊水渗漏会导致羊水过少,很少发生。

(4)宫内感染:消毒不严格时可能发生感染,发生率约0.1%。

【临床价值】

超声导向羊膜穿刺技术取材方便、流产率低,并发症少。经超声引导下羊膜腔内给药避开了胎盘屏障,减少了药物对母体的影响,显著提高了利用率。反复穿刺羊膜腔可能增加宫内感染和早产的风险。

【术后记录内容和要求】

1.基本信息　患者的姓名、性别、年龄、孕周、门诊号/住院号和床号、超声检查号、申请科室、检查部位、申请目的、仪器和探头型号、术前诊断。

2.图像部分　采集的图像最好3张以上,包括穿刺前羊膜腔声像图、进针后的针尖位于羊膜腔内的针道切面图像及穿刺后羊膜腔的图像。

3.文字描述

(1)手术名称:超声引导下羊膜腔穿刺术。

(2)一般情况:孕妇的穿刺体位,穿刺前的准备程序,如常规消毒、铺巾,局部麻醉。羊膜腔回声和周围有无大血管。记录胎儿活动和胎心情况。

(3)穿刺过程:包括引导方法、穿刺途径和穿刺点,穿刺针规格、进针深度、抽吸羊水量、颜色和性状。

(4)术后复查:术后15～20min后超声检查有无穿刺点、子宫周围、腹腔、羊膜囊出血,胎儿活动和胎心是否正常。

(5)手术过程的总体评价:孕妇和胎儿生命体征是否平稳,术后有无不适及并发症,描写病人离开诊室时的一般情况。

(6)术后注意事项:术后压迫止血10～15min,术后卧床休息4～8h,普通进食,保持伤口干燥3d,禁止剧烈运动。告知复查时间和可能并发症,如有异常应及时随诊。

4.署名　包括医师签名、操作日期和时间、记录者姓名等。

三、经皮脐带血取样

【适应证】

1.胎儿脐血细胞染色体核型分析和单基因病诊断。

2.血液系统疾病、免疫缺陷综合征的诊断。

3.胎儿脐血血气分析。

4.胎儿宫内感染的诊断。

5.绒毛及羊水培养出现假嵌合体或培养失败进行矫正或补救诊断。

6.评估胎儿宫内治疗的效果。

【禁忌证】

1.先兆流产。

2.术前两次测量体温(腋温)＞37.2℃。

3.有出血倾向(血小板计数≤70×10^9/L,凝血功能检查有异常)。

4.有盆腔或宫腔感染征象。

5.无医疗指征的胎儿性别鉴定。

【术前准备】

1.严格掌握适应证及禁忌证。

2.查血常规、HIV 抗体、HBsAg.抗梅毒抗体、ABO 血型和 Rh 因子,如 Rh(-),查间接 Coombs 试验,告知胎母输血的风险,建议准备抗 D 球蛋白。

3.超声检查了解胎儿、羊水及胎盘附着情况。

【操作方法】

1.穿刺点的选择首选部位是脐带插入胎盘处,也可以在脐带进入胎儿脐部或游离段取样。

2.选择好穿刺点,按羊膜腔穿刺方法,穿刺针(21G～22G)首先进入羊膜腔内,达穿刺段脐带表面。

3.超声引导下快速进针,荧光屏上显示针尖进入脐静脉中,抽出针芯，连接注射器抽吸脐血 1.5～3ml。

4.术毕观察胎心、胎动及羊水情况。

【注意事项及并发症】

1.注意事项　若羊水过少，可以在羊膜腔灌注 100～300ml 温生理盐水，以帮助显示合适的穿刺部位。若羊水过多，可以先进行羊膜穿刺抽液治疗，以减小腹壁与脐带插入胎盘处之间的距离。

2.并发症及处理

(1)流产：发生率为 1.6%～3.8%。

(2)胎儿心动过缓：发生率为 3%～12%。孕妇左侧卧位，吸氧可缓解。必要时给予 10%葡萄糖和维生素 C 或阿托品 0.5mg 加葡萄糖 20ml 静脉注射。

(3)脐带出血：出血常在 1～2min 内停止。偶尔，可能导致胎儿严重失血。脐带血肿的发病率为 0.5%～1%，主要发生在脐带游离段的穿刺，大多数脐带血肿不影响脐带的血流量，但较大的血肿可能部分或完全压迫脐带血管，导致胎儿窘迫或死亡。

(4)胎儿宫内死亡：发生率约 1.1%。

(5)其他：感染。

【临床价值】

超声技术的应用使获取胎儿血液变得简单而安全。

【术后记录内容和要求】

1.基本信息　患者的姓名、性别、年龄、孕周、门诊号/住院号和床号、超声检查号、申请科室、检查部位、申请目的、仪器和探头型号、术前诊断。

2.图像部分　采集的图像最好 3 张以上，包括脐带切面的二维图像、CDFI 图像、进针后的针尖位于脐带内的针道切面图像，以及取样后脐带 CDFI 的图像。

3.文字描述

(1)手术名称：超声引导下经皮脐带血取样术。

(2)一般情况：孕妇的穿刺体位，穿刺前的准备程序，如常规消毒、铺巾，局部麻醉。脐带位置、血流和周围有无大血管。记录胎儿活动和胎心情况。

(3)穿刺过程：包括引导方法、穿刺途径和穿刺点，穿刺针规格、进针深度、抽吸脐带血量、颜色和性状。

(4)术后复查：术后15～20min后超声检查有无穿刺点、子宫周围、腹腔、羊膜囊出血，胎儿活动和胎心是否正常。

(5)手术过程的总体评价：孕妇和胎儿生命体征是否平稳，术后有无不适及并发症，描写病人离开诊室时的一般情况。

(6)术后注意事项：术后压迫止血10～15min，术后卧床休息4～8h，普通进食，保持伤口干燥3d，禁止剧烈运动。告知复查时间和可能并发症，如有异常应及时随诊。

4.署名　包括医师签名、操作日期和时间、记录者姓名等。

四、胎儿心脏穿刺

当胎儿脐静脉穿刺取血或注药困难时，胎儿心脏穿刺诊断或治疗可作为一种补救方法。

【适应证】

1.有脐静脉穿刺适应证，但脐静脉穿刺困难者。

2.胎儿心包积液的诊断和治疗。

3.胎儿心脏内注药治疗。

4.多胎妊娠减胎术。

【禁忌证】

1.先兆流产。

2.术前两次测量体温(腋温)＞37.2℃。

3.有出血倾向(血小板≤70×10^9/L，凝血功能检查有异常)。

4.有盆腔或宫腔感染征象。

【术前准备】

1.严格掌握适应证及禁忌证。

2.查血常规、HIV抗体、HBsAg、抗梅毒抗体、ABO血型和Rh因子,如Rh(—),查间接Coombs试验,告知胎母输血的风险,建议准备抗D球蛋白。

3.超声检查了解胎儿、胎儿心脏、羊水及胎盘附着情况。

【操作方法】

1.同羊膜腔穿刺术,首先将穿刺针穿入羊膜腔。

2.超声监视下见针尖达左侧胸壁,经肋间隙快速进针达心腔内,拔出针芯,抽出血液标本。如需治疗或减胎,注入相应药物。

3.术毕观察胎心、胎动、羊水及是否有心包积血。

【注意事项和并发症】

除发生羊膜腔穿刺和脐带穿刺的并发症外,还可能发生心律失常。

【术后记录内容和要求】

1.基本信息　患者的姓名、性别、年龄、门诊号/住院号和床号、超声检查号、申请科室、检查部位、申请目的、仪器和探头型号、术前诊断。

2.图像部分　采集的图像最好3张以上,包括有显示穿刺部位的二维声像图、CDFI声像图、穿刺针及其针道的声像图、术后复查的图像。

3.文字描述

(1)施行手术名称:超声引导下胎儿心脏穿刺术。

(2)一般情况:孕妇的穿刺体位,穿刺前的准备程序,如常规消毒、铺巾,局部麻醉。包括穿刺部位及周围脏器情况。

(3)穿刺过程:包括引导方法、穿刺针规格、进针次数、抽出血样的量、颜色和性状、有无注射药物、种类、用量、压迫穿刺点方法和时间等。

(4)术后复查:术后15～20min后超声检查有无穿刺点、子宫周围、腹腔、羊膜囊出血,胎儿活动和胎心是否正常。

(5)手术过程的总体评价:孕妇和胎儿生命体征是否平稳,术后有无不适及并发症,描写患者离开诊室时的一般情况。

(6)术后注意事项：术后压迫止血15min，卧床休息8h、少量进食、保持伤口干燥3d，禁止剧烈运动1周。告知可能并发症，如有异常随诊。

4.署名　包括医师签名、操作日期和时间、记录者姓名等。

五、胎儿穿刺引流术

胎儿一次性引流术(即穿刺抽吸)和长期引流术(置管引流)。

【适应证】

1.下尿道梗阻引起的尿潴留，双侧性肾积水。

2.胎儿大量胸腔积液和(或)腹水，影响胎儿生长发育或分娩者。

3.其他，如巨大囊肿引起压迫者。

任何引流术之前都应进行胎儿核型测定。

【禁忌证】

1.先兆流产。

2.术前两次测量体温(腋温)＞37.2℃。

3.有出血倾向(血小板≤70×10^9/L，凝血功能检查有异常)。

4.有盆腔或宫腔感染征象。

【术前准备】

1.严格掌握适应证及禁忌证。

2.查血常规、HIV抗体、HBsAg、抗梅毒抗体、ABO血型和Rh因子，如Rh(－)，查间接Coombs试验，告知胎母输血的风险，建议准备抗D球蛋白。

3.超声检查了解胎儿、羊水及胎盘附着情况。

【操作方法】

在超声引导下，用16G～18G套管针迅速穿入紧邻胎儿积液或囊肿的羊膜腔内，或直接穿入欲引流的液体汇聚处，而后抽吸积液或将双猪尾导管的端通过套管针插入液腔。

1.胎儿胸腔积液、腹水穿刺引流，超声引导下穿刺针进入羊膜腔后达胎儿胸或腹壁，快速进针达胸或腹腔，抽吸胸腹水，可以暂时缓解胸腹腔内压力。穿刺时应严格控制进针深度和方向，以防胸腹腔内脏器损伤。导管应置于一侧胸腔低侧位以便最大限度地引流和减少导管堵塞的可能。

2.巨大囊肿穿刺治疗如肺部、腹部巨大囊肿，可以在超声引导下穿刺，抽吸囊液缓解对重要脏器的压迫。

【注意事项和并发症】

同羊膜腔穿刺。

【临床价值】

大量胸腔积液、腹水或巨大囊肿可能压迫邻近器官，影响组织器官发育。穿刺减压可以有效缓解压迫，待出生后治疗。胸腔穿刺的流产率为0.5%～1%。

【术后记录内容和要求】

1.基本信息　患者的姓名、性别、年龄、孕周、门诊号/住院号和床号、超声检查号、申请科室、检查部位、申请目的、仪器和探头型号和术前诊断。

2.图像部分　采集的图像最好3张以上，包括有显示穿刺部位的二维声像图、CDFI声像图、穿刺针及其针道的声像图、术后复查的图像。

3.文字描述

(1)施行手术名称：超声引导下胎儿穿刺引流术。

(2)一般情况：孕妇的穿刺体位，穿刺前的准备程序，如常规消毒、铺巾，局部麻醉。包括穿刺部位及周围脏器情况。

(3)穿刺过程：包括引导方法、穿刺针规格、进针次数、引流出液体的量、颜色和性状、有无置入导管、型号、压迫穿刺点方法和时间等。

(4)术后复查：术后15～20min后超声检查有无穿刺点、子宫周围、腹腔、羊膜囊出血，胎儿活动和胎心是否正常。

(5)手术过程的总体评价：生命体征是否平稳，术后有无不适及并发症，描写病人离开诊室时的一般情况。

(6)术后注意事项：术后压迫止血15min，卧床休息8h，少量进食、保持伤口干燥3d，禁止剧烈运动1周。告知可能并发症，如有异常应及时随诊。

4.署名　包括医师签名、操作日期和时间、记录者姓名等。

六、超声导向减胎术

【适应证】

1.多胎妊娠，孕龄在8～14周者。

2.有减胎要求的双胎妊娠。

【禁忌证】

单羊膜或单绒毛膜双胎妊娠。这种情况几乎都发生于单卵双胎，单羊膜腔妊娠注药后直接损害存留胎儿。而单绒毛膜，两个胎儿的血供在胎盘可有相通，一个胎儿注药后可通过胎盘影响另一胎儿。

【术前准备】

1.三胎或三胎以上妊娠者多数为有多年不育而使用促排卵药物后受孕，这些患者盼子心切，术前必须告知患者减胎术有导致完全流产的可能。

2.经阴道或宫颈减胎者，手术前1d需常规做阴道灭菌准备，并给予抗生素预防感染。

3.术前0.5h肌内注射地西泮10mg。

【操作方法】

1.经腹壁穿刺减胎术　在超声引导下，22G细针穿过腹壁、子宫前壁进入胎囊，吸出羊水后，穿刺胎体或胎心，注入10%氯化钾1～2ml。连续监视胎心搏动，一般在注药后5～10min胎心搏动消失。需要时穿刺另一胎囊注射药物。

2.经阴道穿刺减胎术　患者取膀胱截石位，常规消毒外阴、阴道，用附有穿刺导向器的阴道探头选择孕囊穿刺，穿刺成功后按前述方法注药。

3.经腹壁或阴道监视经宫颈减胎术　宫颈管与宫腔较平直的病例，先用18G针鞘经宫颈管接近胎囊，再用22G细针通过针鞘穿刺胎囊，穿刺成功后注药或吸干净胎囊内容物。

4.其他　术后卧床休息。除连续使用抗生素预防感染外，尚需给予黄体酮减轻宫缩，预防流产。术后第2天超声检查，观察胎儿存活情况及宫内变化。以后根据需要进行超声监测，了解存活胎儿生长状态。

【注意事项和并发症】

1.经腹壁穿刺时，由于子宫活动度大，准确性差，特别是肥胖孕妇，容易失败。经阴道穿刺，进针距离短，子宫活动度小，准确性高。穿刺失败后可在3～7d后再对同一胎儿穿刺减胎。

2.流产：选择性减胎术后流产的发生率较高，总体流产率三胞胎为4.5％，四胞胎7.3％，五胞胎11.5％，六胞胎15.4％。术后必须采取保胎措施。在孕龄13周前进行减胎术流产率较低。

3.阴道出血：减胎术后常发生少量阴道出血，可能持续数周。超声监测留存胎儿存活，可不必处理。若出血量多，提示可能流产。

4.感染：穿刺或阴道出血均可合并感染，是导致流产的因素之一。有感染迹象时，应积极控制感染。

【临床评价】

在超声导向下有选择的早期减胎，是简便、安全、有效的方法。

【术后记录内容和要求】

1.基本信息　患者的姓名、性别、年龄、孕周、门诊号/住院号和床号、超声检查号、申请科室、检查部位、申请目的、仪器和探头型号、术前诊断等。

2.图像部分　采集的图像最好3张以上，包括有显示穿刺部位的二维声像图、CDFI声像图、穿刺针及其针道的声像图、术后复查的图像。

3.文字描述

(1)施行手术名称:超声引导下减胎术。

(2)一般情况:孕妇的穿刺体位,穿刺前的准备程序,如常规消毒、铺巾,局部麻醉。包括穿刺部位及周围血管情况。

(3)穿刺过程:包括引导方法、穿刺针规格、进针次数、有无注入药物、种类、用量等。

(4)术后复查:术后15～20min后超声检查有无穿刺点、子宫周围、腹腔、羊膜囊出血,检查胎儿活动和胎心情况。

(5)手术过程的总体评价:生命体征是否平稳,术后有无不适及并发症,描写病人离开诊室时的一般情况。

(6)术后注意事项:术后压迫止血15min,卧床休息8h、少量进食、保持伤口干燥3d,禁止剧烈运动1周。告知可能并发症,如有异常应及时随诊。

4.署名　包括医师签名、操作日期和时间、记录者姓名等。

参考文献

1.黄道中，邓又斌.超声诊断指南.北京：北京大学医学出版社，2016

2.钱蕴秋，周晓东，张军.实用超声诊断手册.北京：人民军医出版社，2011

3.何文.实用介入性超声学.北京：人民卫生出版社，2012

4.王绍光.实用妇产科介入手术学.北京：人民军医出版社，2011

5.吴永梅，刘海波.超声介入注射无水酒精治疗肝癌的量化分析.中外医学研究，2013，11(12)：55-56

6.尹明，王中阳.超声介入聚桂醇硬化治疗肝肾囊肿疗效研究.中华医学超声杂志(电子版)，2013，10(08)：619-621

7.陈建权，吴蕾，李彤.超声介入与腹腔镜下治疗卵巢囊肿蒂扭转的疗效对比.武警后勤学院学报(医学版)，2013，22(06)：476-478+481

8.何秀丽，兰竹，孔德娜，王阳，李伟娟，李芳芳，周新.超声介入治疗妇科恶性肿瘤术后盆腔淋巴囊肿的疗效分析.中国临床医学影像杂志，2013，24(09)：668-669

9.徐栋.肿瘤超声介入治疗的现状与思考.肿瘤学杂志，2016，22(01)：1-5

10.严宝妹，蔡款，江岚，谢亦农，王伟群，陈智毅.超声介入在妇科疾病微创治疗中的临床应用.临床超声医学杂志，2015，17(04)：255-257

11.菅丽岩，刘蕊，侯庆香，丁晓萍.腹腔镜与超声介入治疗盆腔脓肿62例疗效分析.中国计划生育学杂志，2015，23(06)：411-414

12.邓兵水，林惠芳，胡丹，侯立业，万仁辉，叶德福.超声介入辅助下经皮肝脏穿刺置管引流术用于临床治疗肝脓肿的疗效观察.现代诊断

与治疗,2015,26(09):1923-1924

13.代雪枫,齐晓林,马勇,丁体龙,涂远航,于莉.超声介入法治疗代偿期乙型肝炎肝硬化109例疗效分析.实用肝脏病杂志,2015,18(04):375-378

14.寇育红.超声介入治疗卵巢巧克力囊肿的临床价值及对卵巢储备功能的影响.川北医学院学报,2015,30(04):541-544

15.冀建峰,邓晓莉,肖秋金,郭佳.超声介入华蟾素联合肝动脉化疗栓塞治疗门静脉癌栓.长春中医药大学学报,2015,31(05):1059-1062